Dr. Marco von Münchhausen / Dr. Michael Spitzbart

fit mit dem inneren Schweinehund

Illustrationen von Michael Wirth

INHALT

PROLOG

EIN BESONDERER SCHWEINEHUNDABEND 4

KAPITEL 1

DAS GROSSE ZÖGERN 7

KAPITEL 2

SIE TREFFEN DIE ENTSCHEIDUNG! 21

KAPITEL 3

STARTEN SIE JETZT! 4

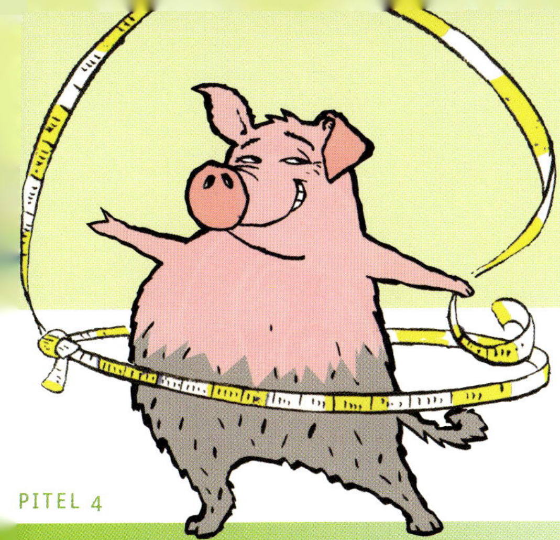

Fit mit dem inneren Schweinehund

PITEL 4

SO HALTEN SIE DURCH! 69

KAPITEL 5

SO BLEIBEN SIE FIT! 97

AUF EINEN BLICK

EIN BESONDERER SCHWEINEHUNDABEND

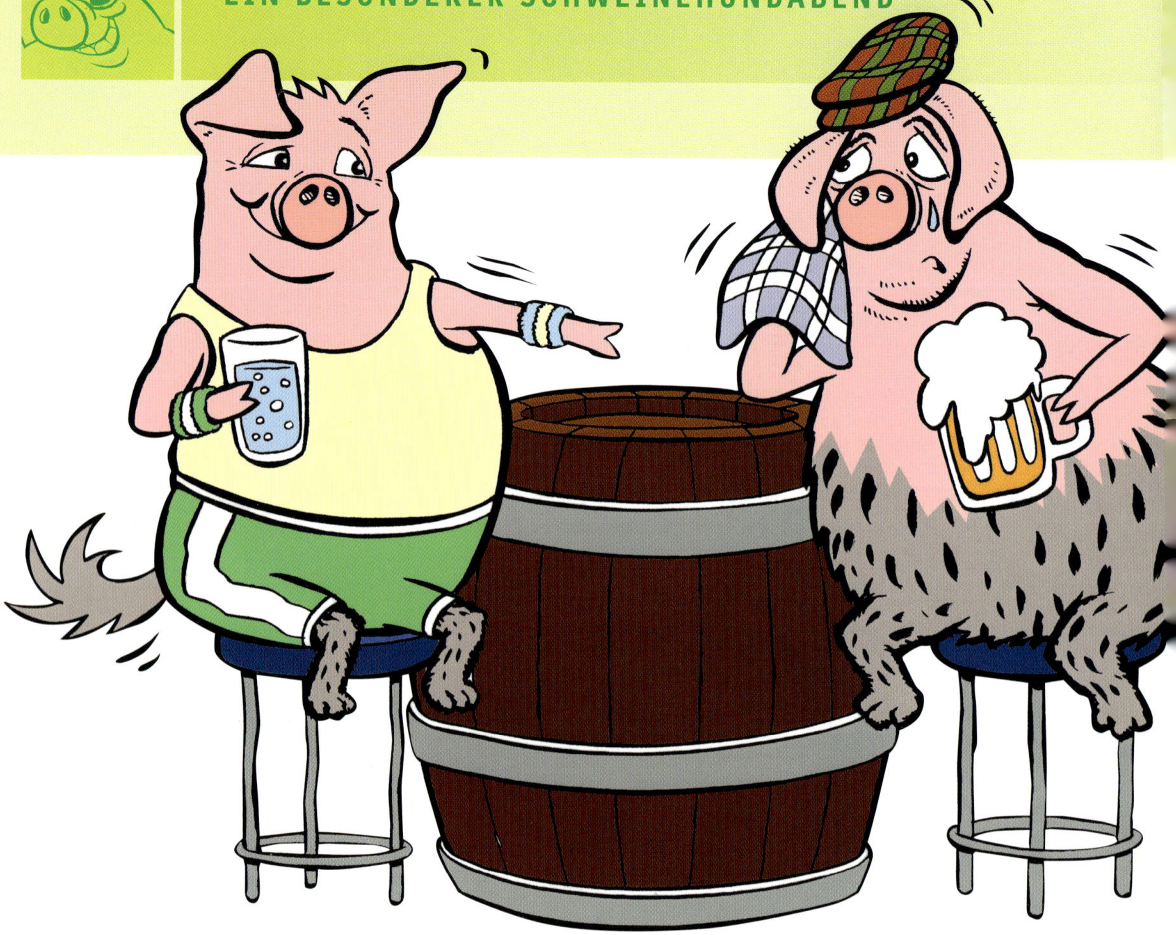

Schweinehunde sind in der Regel voller Schadenfreude, wenn sie mal wieder ganze Sabotagearbeit geleistet haben. Aber es gibt auch Tage in ihrem Leben, an denen sie merken, dass sie übers Ziel hinausgeschossen sind – Tage, die verdammt düster aussehen ...

Max trottete die Straße hinunter. Sein großes Schweinehundherz zog sich schmerzlich zusammen, fast war ihm, als könne er nicht mal mehr grunzen. Ein schrecklicher Gedanke. Warum musste ihm das nur passieren? Er hatte doch nichts weiter getan, als es sich mit seinem Herrchen gemütlich zu machen. Abend für Abend gemütlich auf dem Sofa beieinander, mal gab es dazu eine Pizza, mal ein deftiges Bauernomelett – und dazu ein paar Bierchen. Es hätte so schön weitergehen können, wenn nicht ... Ein schwerer Seufzer entrang sich seiner rosigen Kehle. Nun hatte er das »Schweinske« erreicht, seine Lieblings-

kneipe. Wie oft hatte er hier an langen Abenden mit seinem Herrchen gesessen und Berge von leckeren Würstchen oder knusprigem Braten verdrückt. Nein, daran wollte er jetzt nicht denken. Er musste in die Zukunft blicken, noch gab es eine Chance! Uli sollte ihm helfen: Hatte dieser strahlende Held aller Schweinehunde nicht immer einen Rat gewusst? Es würde schon weitergehen, da war Max sich jetzt plötzlich ganz sicher.
Mit einem Schwung, den er sich vor wenigen Minuten noch nicht zugetraut hatte, riss er die Tür zum »Schweinske« auf. Suchend schaute er sich um, Schweinehund Uli war noch nicht da.
Sofort sank Max' Stimmung wieder auf den Nullpunkt. Er trottete zu seinem Bierfass, das als Tisch diente, und kletterte mühsam auf den Barhocker. Nachdem er sein übliches Bier bestellt hatte, tippte ihm ein Schweinefuß auf die Schulter.

... ist nun alles zu Ende?

»Was ziehst du denn für einen Flunsch?« Mit diesen Worten begrüßte ihn Uli, während er leichtfüßig und gelenkig auf einen freien Barhocker hopste.
»Ich hab kein Zuhause mehr«, jammerte Max, während er nun endgültig seinen Tränen freien Lauf ließ.
»Musst du jetzt zwischen Mülltonnen leben?« Uli konnte sich kaum ein Lachen verbeißen, wusste er doch, wie gern Max übertrieb.
»Mein Herrchen ist heute Morgen ins Krankenhaus gekommen. Verdacht auf einen Herzinfarkt. Was wird nur aus mir, wenn ihm etwas zustößt?« Ein starkes Zittern erfasste Max' properen Körper, sämtliche Borsten standen ihm zu Berge.
Uli fühlte sofort Mitleid mit seinem Freund:

Nein! Es gibt eine Chance!

»Keine Angst, dein Herrchen packt das schon! Und bis es aus der Klinik entlassen wird, kannst du bei mir bleiben. Aber nur, wenn du mir eines versprichst.«
»Was denn?«, fragte Max, der sich wieder ein wenig gefasst hatte.
»Es ist jetzt Schluss mit eurem Faulenzerdasein. Du und dein Herrchen, ihr müsst beide auf Trab gebracht werden. Bewegung lautet jetzt eure Devise. Schau mich an, ich bin fit wie ein Turnschuh, mein Herrchen ebenfalls. Wir sind ein unschlagbares Team, zusammen bleiben wir ewig gesund und fit!«
»Klingt gut, aber irgendwie auch mühsam.«
»Klar, Veränderungen sind nicht einfach, das hat auch keiner behauptet. Aber sie sind möglich! Ich bestell uns jetzt mal 'ne Weinschorle, dann erzähle ich dir, was ihr machen könnt, um aus eurem alten Trott rauszukommen. Es lohnt sich, garantiert!« Max bekam vor Aufregung ganz rote Ohren, schon fing er an, mit seinen Fußspitzen zu wippen ...

1

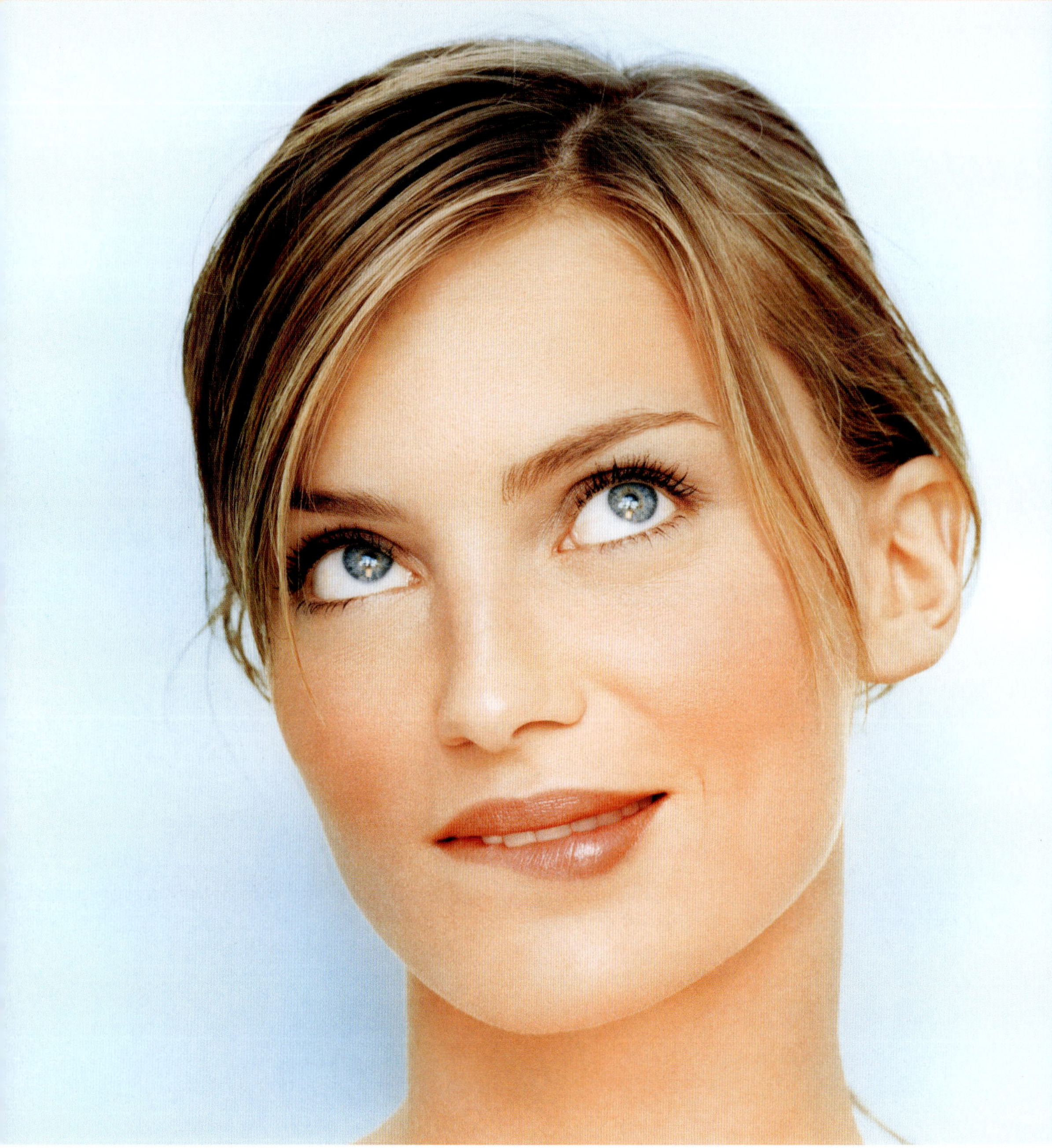

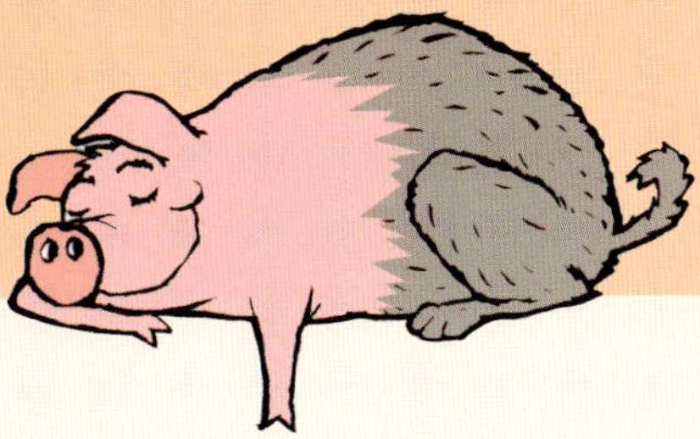

Das große Zögern

Nein, so schlimm wie dem Besitzer des Schweinehundes Max geht es Ihnen natürlich nicht! Und Ihr innerer Schweinehund ist der Meinung: Es ist doch noch alles in Ordnung, nur keinen Stress! Zugegeben, Sie bewegen sich nicht so viel, wie Sie sollten. Und Sie wissen es selbst am besten: Es ging Ihnen schon mal besser …

»Eigentlich« ist alles noch gut

An und für sich ist alles in Ordnung. Aber trotzdem hatten Sie sich etwas vorgenommen. Was war das nur? Nein, die Steuererklärung ist endlich fertig. Und der alte Kühlschrank ist auch schon längst auf dem Recyclinghof. Aber da lauerte noch etwas Lästiges ... Richtig: Sie wollten sich endlich mehr bewegen! Fit und aktiver werden, einfach ein bisschen besser in Form sein. Aber warum denn bloß? Ist nicht alles gut, so wie es ist – eigentlich?

Der schönste Werbespruch, den Sie kennen, heißt: »Ich will so bleiben, wie ich bin.« Das schien eigentlich auch bisher ganz einfach, weil Sie sich recht wohl in Ihrer Haut fühlten. Nichts nervte wirklich. Die richtigen Alkohol- und Rauchexzesse hatte man hinter sich, der Partner oder andere wichtige Mitmenschen nörgelten nur hin und wieder herum. Mal war man zu pingelig, mal zu wenig einfühlsam, anderen dann wieder zu schlampig oder zu empfindlich. Das Fazit: Recht machen kann man es ohnehin nie allen, und genau deshalb muss man sich für niemanden neu erfinden. Also bleibt alles so, wie es ist. Und ein gesundes Selbstbewusstsein ist ja auch etwas wert.

Der innere Widerstreit

Trotzdem nagt da etwas an Ihnen, das Ihnen diese Idee mit der »Mehrbewegung« eingegeben hat. Sie erinnern sich, einer Ihrer besten Freunde sagte: »Ich trainiere seit einigen

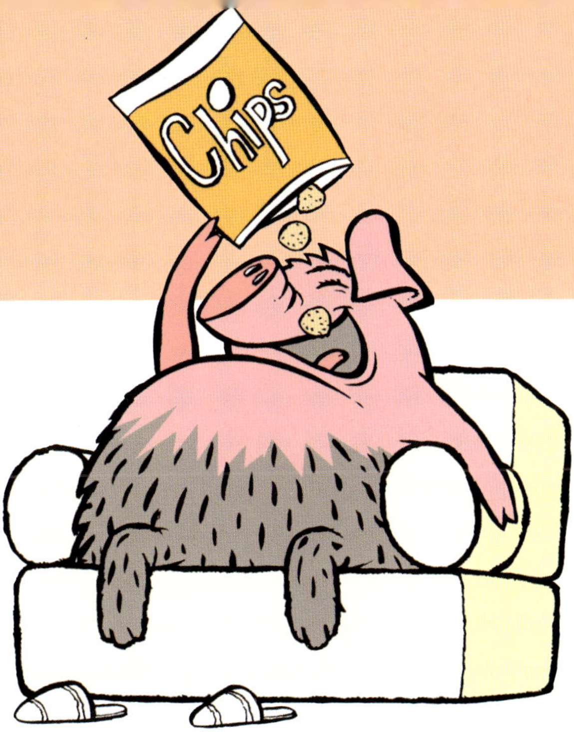

Wochen zweimal in der Woche in einem Fitnessstudio. Das solltest du auch mal versuchen. Du wirkst in letzter Zeit ein bisschen schlaff.«
Klar, da flüsterte Ihnen Ihr innerer Schweinehund sofort trotzig zu: »Jetzt erst recht nicht!« Überhaupt, was soll das ganze Gerede über Ihren Körper, dessen Motor angeblich nicht mehr rund läuft? Ihnen geht es doch prächtig, oder? Und außerdem hatten Sie selbst schon mehrmals etwas für Ihre Fitness getan: Sie haben sich ein Fahrrad gekauft (das steht noch ungenutzt im Keller) und ein Paar Hightech-Turnschuhe, in denen man wie von selbst laufen soll (ist Ihnen allerdings nie passiert) …
Und gerade solch fehlgeschlagene Anläufe motivieren so gar nicht zum Weiterversuchen. Als Trost bleibt da nur, dass es vielen so geht – Sie sind nicht allein: Immerhin 25 Prozent all derer, die sich Veränderungen vornehmen, scheitern innerhalb der ersten drei Monate an ihrem Vorhaben. Zum Glück haben Sie ja bisher noch nicht laut herausposaunt, dass Sie ab morgen täglich mit dem Fahrrad zur Arbeit fahren oder in Kürze zum Joggingtalent mutieren würden.
Dennoch lag Ihr Freund nicht so ganz falsch mit seiner Feststellung. Etwas »schnurrt« nicht mehr so wie früher. Sie fühlen sich erschöpft. Ein paar Pfunde zu viel haben sich angesammelt. Das ist zwar noch nicht richtig auffällig, aber überall kneift es ein wenig. Sie sind nicht mehr so fit und unternehmungslustig: Allein der Gedanke an einen Theaterbesuch – viel zu anstrengend. Noch schlimmer ist es aber mit der »schönsten Nebensache der Welt« … Alles klappt nicht mehr so einfach wie früher.
Ja, früher: Da hatte man noch das Gefühl, die Veränderungen würden von selbst passieren. Nach Abschluss der Schule folgten die verschiedenen beruflichen Anforderungen, wechselnde Partnerschaften hielten einen in Bewegung. Fand man am Ende die oder den Richtige(n), musste man sich mit einem neuen Terrain auseinandersetzen: dem Start als Familie. Die Wendepunkte im Leben kamen völlig selbstverständlich.
Doch dann erreicht man einen Punkt, an dem man merkt, dass Veränderungen nicht mehr von selbst geschehen: Damit sich etwas wandelt, bedarf es einer bewussten Entscheidung. Das erfordert Anstrengung und Aufmerksamkeit – und eine Menge Energie.
Eine völlig neue Situation.

1 DAS GROSSE ZÖGERN

Immer mehr bewegen – was bringt mir das?

Sie könnten vitaler, beweglicher, agiler werden: eigentlich kein schlechter Gedanke. Aber was für Vorteile hätte das? Die Nachteile sind schnell klar: Nach dem Job noch ins Fitnessstudio zu gehen, das würde bedeuten, es wäre vorbei mit der großen Gemütlichkeit vor dem Fernseher. Die TV-Kommissare müssten nun allein ermitteln. Und den abendlichen Telefonplausch mit den Freundinnen müsste man auch einschränken. Alles keine vergnüglichen Gedanken. Und Ihr innerer Schweinehund? Der bestätigt Sie: »Keiner aus der Familie war sportlich, und trotzdem sind sie alle alt geworden. Und andere joggen und ernähren sich einzig von Obst und Gemüse und kriegen doch mit fünfzig ihren ersten Herzinfarkt. Gegen die Gene kommt keiner an.« Fast scheint Widerspruch sinnlos zu sein.

Doch das schlechte Gewissen ist ebenfalls nicht untätig. Ständig erinnert es einen daran, wie schweinehündisch faul man ist: Vielleicht könnte man eine Veränderung wenigstens mal ausprobieren, um zu sehen, wie es einem mit dem neuen Schwung geht?

Gemeinsam ans Ziel: Sie und Ihr innerer Schweinehund

Auch wenn Sie dauernd auf ihn schimpfen: Insgeheim denken Sie doch, dass Sie und Ihr innerer Schweinehund ein »Superteam« sind! Einträchtig überblättern Sie beide in Zeitschriften die Seiten mit den Fitness-Fahrplänen und Trainingseinheiten. Einigkeit herrscht auch, wenn Sie alle körperlichen Warnsignale ignorieren. Und auch die Idee, dass man sich bei einem konsequenten Training schon nach wenigen Wochen wie ausgewechselt fühlt, wehren Sie beide lässig ab. Klar, es scheint kaum etwas Schöneres zu geben, als gemeinsam faul zu sein. Was bringt es schon, sich die Welt mal aus einer anderen Perspektive anzusehen?

Das Tückische dabei ist: Was wie eine Freundschaft oder zumindest wie Kameradschaft zwischen Ihnen und Ihrem inneren Schweinehund wirkt, ist überhaupt keine gleichberechtigte Beziehung! Ob Sie es wahrhaben wollen oder nicht, Ihr Schweinehund hat in Ihrem Miteinander das Sagen!

Kann es nur einen Sieger geben?

Wenn man es geschafft hat, sich die eigene Schwäche einzugestehen, versucht man in der Regel, seinerseits die Macht in der Zweierkiste an sich zu reißen und den Schweinehund zu unterjochen: Den inneren Schweinehund besiegen, bekämpfen, kleinkriegen … Das sind die Strategien, die als Erstes eingesetzt werden, wenn es ums Durchhalten geht. Auch wenn diese Taktik kurzfristig helfen kann, auf Dauer hält das kein Mensch durch. Das Geheimnis des Erfolgs: Sie müssen Ihren Schweinehund annehmen und zähmen, ihn überzeugen, und ihn so schließlich zu einem Freund machen. Das ist gar nicht so schwierig, wie es sich vielleicht für Sie anhört! Und es lohnt sich: Denn nur gemeinsam schaffen Sie den Sprung in ein bewegteres, aktiveres – in ein schöneres Leben.

Was Ihr Schweinehund mit Ihnen vorhat

Wenn Sie Ihren Schweinehund als Freund gewinnen wollen, müssen Sie sich zuerst einmal fragen: Wieso ist er oft so nervig? Warum nur steht er Ihren Veränderungswünschen dauernd im Weg, sabotiert alles Neue und bringt Sie schließlich zum Scheitern? Ganz einfach: Ihr Schweinehund will eigentlich nur, dass es Ihnen gut geht, so merkwürdig das auch klingen mag. Und doch ist es so: Er möchte, dass Sie in Sicherheit sind. Und alles Neue bedroht diese gewohnte Sicherheit erst einmal.

Wir Menschen sind vor allem von ganz einfachen Impulsen angetrieben. Wenn man es ganz simpel sagen möchte: von der Lust auf Belohnung und der Angst vor Strafe (siehe auch Interview auf Seite 12).

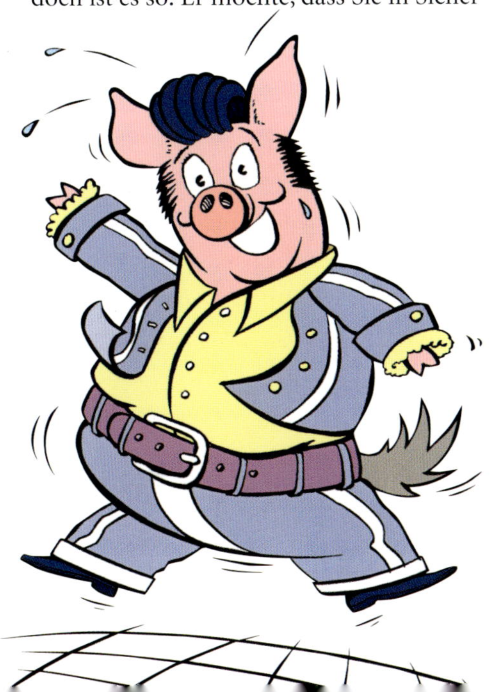

Ja! Sie kennen Sportspaß

Auch Sie hatten schon richtig gute Erlebnisse beim Sport, beim Bewegen, beim Aktivsein: Fragen Sie Ihr Gedächtnis! Schließen Sie die Augen und lassen Sie Ihre sportliche Erfolgsgeschichte Revue passieren. Ja, es gibt sie! Erinnern Sie sich an den Tanzmarathon mit Ihrem Partner? Und diese romantische, stundenlange Strandwanderung, frisch verliebt? Die Bergwanderung mit der Clique damals? Oder dieses spontane Segelwochenende im Urlaub! Sie hatten richtig Spaß dabei, aktiv zu sein! Und Ihr Schweinehund hatte gar nichts dagegen. Klar, denn der will vor allem Spaß! Je häufiger Sie also Bewegung mit schönen, aufregenden, lustvollen Erinnerungen verknüpfen können, umso begeisterter wird auch Ihr Schweinehund mitmachen!

Interview

WARUM DAS GEHIRN SICH WIE EIN SCHWEINEHUND VERHÄLT

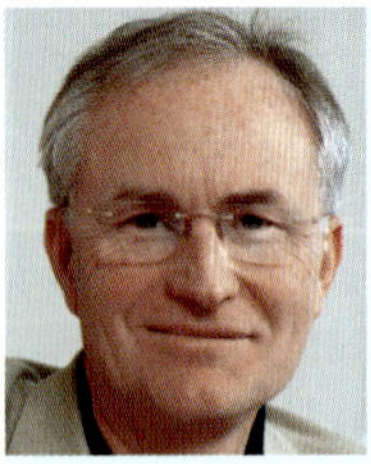

Es gibt viele Stolpersteine auf dem Weg in ein bewegteres Leben. Nach aktuellen wissenschaftlichen Erkenntnissen ist unser Gehirn der größte Störfaktor. Lesen Sie dazu ein Interview mit Prof. Dr. Borwin Bandelow, Neurologe und Oberarzt an der Psychiatrischen Klinik der Universität Göttingen.

Weshalb kostet uns die Entscheidung für mehr Sport so viel Überwindung?

Zum einen verfügt der Körper über eine natürliche Bremse gegen Überanstrengung, um seine Energiereserven zu schützen. Zum anderen hat die Lust am süßen Nichtstun auch mit unserem inneren Belohnungssystem zu tun. Das funktioniert so: Wird zum Beispiel unser körpereigenes Opiatsystem durch Endorphine (Wohlfühlhormone) stimuliert, wird der Botenstoff Dopamin ausgeschüttet. Das löst ein gutes Gefühl aus, das Gehirn registriert diese »Belohnung«, und man möchte diesen Zustand wieder erreichen. Das beschriebene Belohnungssystem ist eine von drei Instanzen des Gehirns, die unter anderem Veränderungsprozesse steuern. Daneben gibt es noch das Angstsystem (mit den Hirnbereichen Amygdala, Hippocampus usw.) und das »denkende« Gehirn (im präfrontalen Kortex).

Und was macht dabei eigentlich der innere Schweinehund?

Der hat ganz konkret etwas mit diesem Belohnungssystem zu tun. All unser Tun ist auf »Ernähren und Vermehren« aufgerichtet, das heißt, ganz grundsätzlich gesagt, werden wir mit einer Ausschüttung im Belohnungssystem »verwöhnt«, sobald wir essen oder Sex haben; eingedämmt wird das im Alltag des Menschen durch die anderen »Instanzen« des Gehirns. Ein Beispiel: Wir sehen ein Stück Schokolade auf dem Tisch. Das Angstsystem warnt uns, dass wir schon zu viel gegessen haben. Es möchte, dass alles in geordneten Bahnen verläuft. Und der denkende Teil in uns weiß, dass Schokolade dick macht und man sich stattdessen lieber bewegen sollte – und dass die anderen es eigenartig fänden, wenn wir uns hemmungslos vollstopfen würden: Vor unserem inneren Auge tauchen sozusagen die sozialen Folgen auf. Das bewirkt Zurückhaltung. Bei einem Dinner futtern wir also nicht alle Lammkoteletts auf einmal auf und fallen auch nicht über die wunderschöne Gastgeberin her. Ganz anders aber, wenn wir uns unbeobachtet fühlen: Das Belohnungssystem greift sich die Schokolade und schiebt sie in den Mund. Euphorie ist die Folge – und die hormonelle Belohung bremst die anderen Systeme aus.

Dann kann man es vergessen, jemals fit zu werden?

Keineswegs. Man kann ja zu Endorphinen auf ungesunden und gesunden Wegen kommen: Sie können zum Beispiel laufen statt naschen! Beim längeren Joggen werden Endorphine freigesetzt, und man fühlt sich hinterher wirklich »sauwohl«, besonders nach einer genussvollen Dusche.

Wie reden Sie miteinander?

Die Basis jeder Beziehung ist die Kommunikation, das ist bekannt. Wenn Sie also zusammen an ein gemeinsames Ziel kommen möchten, sollten Sie auch partnerschaftlich mit Ihrem Schweinehund reden – und nicht wie mit einem verhassten Feind. Wenn Ihnen klar ist, dass Ihr Schweinehund im Grunde nur den aktuellen Status erhalten möchte und sich deshalb jeder Änderung widersetzt (siehe auch Kasten unten), haben Sie den ersten Schritt zum Verständnis schon getan.

VERSTEHEN SIE IHREN INNEREN SCHWEINEHUND?

Das flüstert Ihnen Ihr Schweinehund ein	Und das könnte er damit wirklich meinen
»Beruflich habe ich gerade so viel Stress, dass mir keine Zeit für reichlich Bewegung bleibt. Der Weg zum Auto ist schon Sport genug.«	»Ich merke, dass meine Reserven ohnehin schon erschöpft sind. Noch mehr Stress und neue Anforderungen könnten in Richtung Burnout führen.«
»Meine Freunde sind genauso faul wie ich. Wenn ich plötzlich ins Fitnessstudio renne, halten die mich für völlig verrückt.«	»Werden mich meine Freunde noch so akzeptieren, wenn ich mich völlig verändere – oder verliere ich sie vielleicht?«
»Mein Körper wehrt sich gegen Bewegung. Bisher ging es auch so – und eigentlich war das kein schlechtes Leben.«	»Ich habe Angst vor Veränderung – wer weiß, was da auf mich zukommt!«
»Im Urlaub habe ich ja angefangen zu joggen, aber da fiel es mir leichter. Zu Hause habe ich Hemmungen, im Jogginganzug durch die Straßen zu laufen.«	»Was sollen Nachbarn, Freunde, Familie denken? Finden mich vielleicht am Ende alle anderen lächerlich?«
»Wer bin ich denn? Ich lass mich doch nicht von einem dämlichen Fitnesstrainer auf irgendwelche Laufbänder scheuchen. Das ist doch der reinste Gerätezirkus.«	»Ich möchte mich nicht als unfähig und ›dumm‹ erleben und mich wie ein Kind von einem anderen Menschen belehren lassen.«
»Ich habe noch nie eine Diät durchgehalten, warum sollte ich jetzt mit einem Fitnessplan mehr Erfolg haben?«	»Einige meiner Versuche sind schon gescheitert – ich will nicht noch mal eine Niederlage erleben, also lasse ich es besser gleich ganz.«

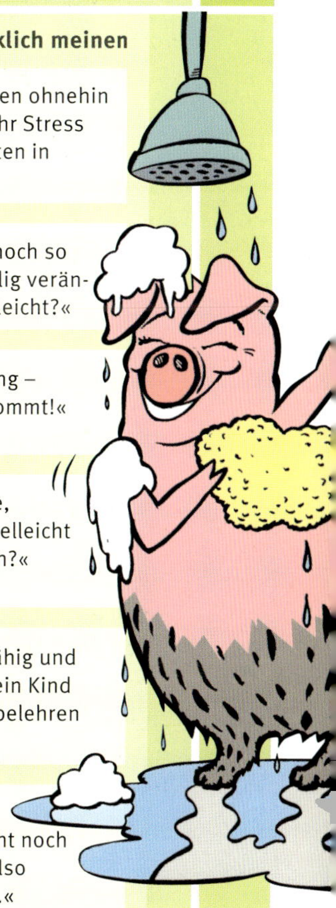

In fünf Schritten ans Ziel

Sie und Ihr Schweinehund kommen nur als Team zum Erfolg. Aber wie schaffen Sie es, gemeinsam die Hürden zu überwinden, die vor jeder Veränderung stehen? Hier finden Sie die Antwort: Über die Fitness-Treppe für den inneren Schweinehund kommen Sie in fünf Schritten zum Ziel! Das Beste: Den ersten Schritt haben Sie in diesem Moment wahrscheinlich schon gemacht – einfach, indem Sie sich mit Ihrem Vorhaben gedanklich auseinandersetzen.

Lange Zeit gab es keine schlüssigen Erklärungen, warum einige Menschen es schaffen, Veränderungen in ihrem Leben sofort durchzusetzen, die allermeisten aber jedes Mal schon kurz nach dem Start scheitern. Man gab der eigenen Vergangenheit und den autoritären Eltern die Schuld, dem beruflichen oder privaten Umfeld, dem stressigen Leben im Allgemeinen, der persönlichen Situation im Besonderen … Man sprach davon, dass viele Menschen zwar handeln möchten, aber aus Angst vor Misserfolgen darauf verzichten.

Wie funktioniert Veränderung?

All diese Vermutungen und Ideen betrachteten die amerikanischen Psychologieprofessoren James Prochaska und Carlo DiClemente näher, um ein sinnvolles Modell zu entwickeln, mit dem sich Veränderungsprozesse erklären lassen. Seit den siebziger Jahren

untersuchten sie in mehreren Studien mit Tausenden von Teilnehmern erfolgreiche Veränderungsprozesse. Die Testpersonen waren hauptsächlich Menschen, die rauchten, zu viel Alkohol tranken, sich falsch ernährten oder sich nur wenig bewegten, die unglücklich in ihrem Job oder in ihren Beziehungen waren. Alle Testpersonen wussten, dass ihr Verhalten ein gesundheitliches Risiko war, dennoch fiel es ihnen schwer, die gefassten Vorsätze für ein gesünderes und glücklicheres Leben zu realisieren.
Aufgrund dieses Tests entwickelten die Wissenschaftler das »transtheoretische Modell«. Eine wichtige Erkenntnis, die sie darin formulierten: Veränderungen sind durchaus mit Arbeit verbunden. Es gibt keine simplen Rezepte oder Wunderpillen, die man einfach schlucken muss, damit die Welt gleich anders aussieht. Veränderung ist ein aktiver Prozess. Das heißt, wer leistungsfähiger, dynamischer und beweglicher werden will, sollte sich darauf einstellen, dass ihm das nicht von heute auf morgen gelingt.
Womöglich entrüstet das jetzt Ihren Schweinehund, aber vielleicht triumphiert er sogar: Wusste er es doch! Und vielleicht sind auch Sie ernüchtert, falls Sie gehofft hatten, dass Veränderungen leicht von der Hand gehen. Andererseits ist es Ihnen wahrscheinlich durchaus bewusst, dass Veränderungen ohne eigenes Zutun kaum möglich sind. Wichtig ist dabei, zu wissen, wie es geht – und dass Sie die Klippen kennen, die Sie bei Ihrem Vorhaben umschiffen müssen. Denn gut vorbereitet schaffen Sie es!

Wissenschaftlich fundiert: das Stufenmodell

Der etwas umständlich klingende Begriff »Transtheoretisches Modell« (TTM) beschreibt den Prozess der Veränderung, der über fünf typische Stufen verläuft. Transtheoretisch bedeutet dabei einfach nur: »schulenübergreifend«. Das heißt, es werden in diesem Modell verschiedene Aspekte der Psychologie berücksichtigt und eingebunden (zum Beispiel verhaltenspsychologische Verfahren ebenso wie psychoanalytische Gesichtspunkte). Das TTM ist ein häufig verwendetes Modell in der Gesundheitsverhaltensforschung.
Das Stufenmodell erklärt den typischen Ablauf von Verhaltensänderungen. Und wenn man dieses Modell kennt und sich entsprechend verhält, kann es Veränderungen unterstützen. Das Modell kann eingesetzt werden, um eigenen Gefühle, Reaktionen und Widerstände während einer Gewöhnung an etwas Neues besser einzuschätzen. Es zeigt die Phasen, die Menschen bei Verhaltensänderungen typischerweise durchlaufen. Eine solche Verhaltensänderung ist ein mehrstufiger Prozess, der sich über einen längeren Zeitraum erstreckt. Er umfasst alles, was mit der Wende hin zu einem gesünderen Lebensstil zu tun hat, und besteht typischerweise aus folgenden Phasen:

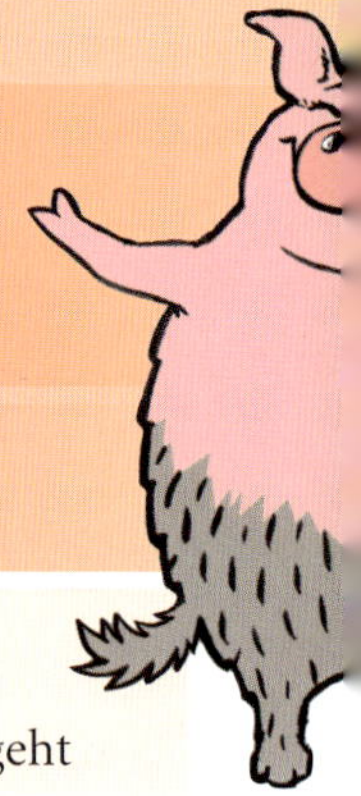

FÜNF PHASEN

1. Phase der Absichtslosigkeit

Wenn man sich an diesem Punkt befindet, hat man im Grunde noch gar nicht wirklich die Absicht, sein Verhalten zu ändern.
Allerdings denkt man schon hin und wieder daran, etwas in seinem Leben eventuell irgendwann zu verändern. Einem Menschen in dieser Phase ist aber noch nicht bewusst, dass diese Veränderung wirklich nötig ist, weil es ein Problem gibt, das zwingend gelöst werden muss.

2. Phase der Absichtsbildung

Jetzt wird das eigene Verhalten überprüft. Das bedeutet, es wird erst einmal noch nachgedacht, anstatt zu handeln. Das Gewohnte wird zwar schon hinterfragt, allerdings in dieser Phase grundsätzlich immer noch als positiv betrachtet.
Dennoch hat man vor, sein Verhalten zu ändern, und ist offen für neue Erkenntnisse, Beobachtungen und Interpretationen.

3. Phase der Vorbereitung

Man plant konkret, in naher Zukunft sein Verhalten zu ändern. Es werden entsprechende Argumente gesammelt und Vorbereitungen getroffen, die sich auf das Verhalten beziehen. Hier geht es oft ums Ausprobieren.
Darum ist die Phase auch verhältnismäßig kurz und geht fließend in die nächste über.

4. Phase der Umsetzung

Auf dieser Stufe angekommen, lebt man die Veränderung seit kurzer Zeit. Man trainiert zum Beispiel seit ein paar Wochen regelmäßig. Die Motivation zu diesem neuen Verhalten ist der innere Wunsch nach Selbstbefreiung und Veränderung. Das ist sehr wichtig, um der Macht der Gewohnheit und sozialen Versuchungen erfolgreich zu widerstehen.
Diese Phase ist wohl die schwierigste von allen, da nun ein besonders hohes Rückfallrisiko besteht. Darum ist hier auch die Unterstützung von außen sehr wichtig.

5. Phase der Stabilisierung

Es ist geschafft!
Jetzt haben sich bereits neue Gewohnheiten im Verhalten ausgebildet. Das Risiko eines Rückfalls ist nun schon viel geringer.

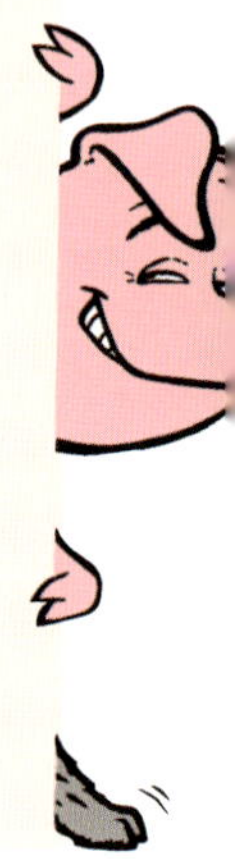

Stufe für Stufe – und das mit Ihrem inneren Schweinehund?

Die gute Nachricht: Sie haben dieses Buch in der Hand. Sie denken über Veränderung nach. Und Sie sind damit sehr wahrscheinlich schon über die erste Stufe der Veränderung hinaus! Ihnen ist klar, dass Sie etwas ändern wollen, das heißt: Sie sind schon dabei! Es ist auch völlig natürlich, dass Sie sich noch sehr unsicher mit dem Gedanken der Veränderung fühlen: Auf dieser Stufe waren Sie schon oft, und Sie sind auch oft wieder umgekehrt. Haben es als einen Sieg Ihres inneren Schweinehundes verbucht, als Ihr Versagen – wieder mal eine Niederlage. Das müssen Sie nicht! Es ist völlig normal, im Prozess der Veränderung auch mal wieder um eine oder zwei Stufen zurückgeworfen zu werden. Es gehört praktisch zwingend zur Veränderung dazu!

Wie schon der irische Dichter Oliver Goldsmith vor 250 Jahren wusste: »Unser größter Stolz besteht nicht darin, niemals zu fallen, sondern jedes Mal, wenn wir fallen, wieder aufzustehen.« Es geht also bei Ihrer Entscheidung für ein bewegteres Leben nicht darum, sich für jeden Rückfall in alte Gewohnheiten zu bestrafen. Sondern es geht darum, nach dem Hinfallen wieder aufzustehen und weiter die Treppe hinaufzusteigen. Dieses Bild und das Wissen um die einzelnen Stufen der Veränderung werden Ihnen helfen, es zu schaffen und auch Ihren inneren Schweinehund auf diesem Weg mitzunehmen.

Gehen Sie es an!

Das transtheoretische Stufenmodell hat sich in psychologischen und medizinischen Praxen in Deutschland und auch weltweit bewährt. Sie brauchen jetzt nur noch ausreichend »Futter«, um Ihrem inneren Schweinehund mittels Belohnung das Treppensteigen zu versüßen (siehe Interview auf Seite 12). Im Idealfall kann es Ihnen schließlich gelingen, dass Ihr innerer Schweinehund begeis-tert mitmacht. Vielleicht ist er am Ende sogar der Meinung, den maßgeblichen Teil zu einer gelungenen Selbstveränderung beigetragen zu haben – quasi als Ihr persönlicher Fitness-Coach.

Klettern Sie also gemeinsam mit ihm die fünf Stufen der Veränderung hinauf. Auf der Fitness-Treppe für Ihren Schweinehund bedeuten diese:

- Stufe 1: Zögern
- Stufe 2: Entscheiden
- Stufe 3: Durchstarten
- Stufe 4: Handeln und Dranbleiben
- Stufe 5: Durchhalten und Stabilisieren

Auf der nächsten Seite lesen Sie, was Sie auf den einzelnen Stufen erwartet und wie Ihr innerer Schweinehund sich wahrscheinlich verhalten wird.

1 DAS GROSSE ZÖGERN

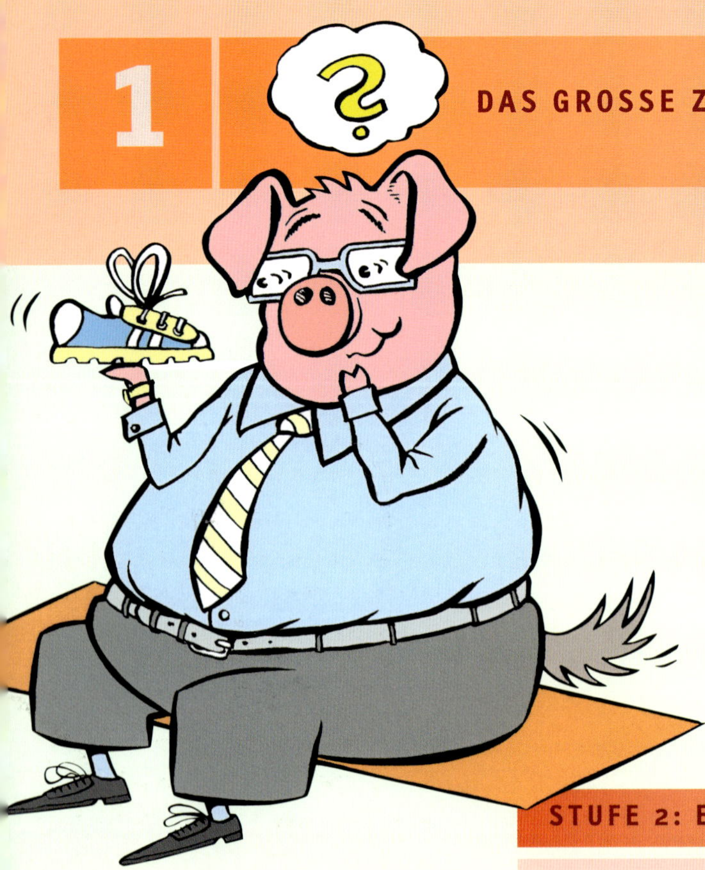

Die Fitness-Treppe fü

STUFE 1: ZÖGERN

So geht es Ihnen jetzt
Vorab: Auf dieser ersten Stufe stehen Sie sicher jetzt schon, mit dem Blick auf die nächste! Sie hadern mit sich selbst: Einerseits wollen Sie dynamisch und gesund sein, andererseits könnte es Ihnen eigentlich auch egal sein ... Immer wieder wägen Sie die Vor- und Nachteile eines bewegteren Lebens gegeneinander ab.

Und Ihr innerer Schweinehund?
Ihr Schweinehund ist noch nicht so richtig gefordert, er lehnt sich entspannt zurück. Er fühlt sich ganz wohl, denn die Überlegungen scheinen ihm noch nicht gefährlich für seine gewohnte Sicherheit.

STUFE 2: ENTSCHEIDEN

So geht es Ihnen jetzt
Dass Sie auf der zweiten Stufe angekommen sind, erkennen Sie daran, dass Sie nicht mehr nur das Problem hin und her wenden, sondern sich jetzt schon viel mehr auf mögliche Lösungen konzentrieren.

Und Ihr innerer Schweinehund?
Ihm wird's etwas brenzlig: Er merkt, dass es Ihnen ernst ist mit der Veränderung und Sie drauf und dran sind, ihn aus der vertrauten, sicheren Komfortzone mit rauszutreiben.

STUFE 3:

So geht es Ihnen jetz
Sahen Sie sich bislang nur in Gedanken als durchtrainierten Menschen, so beweisen Sie nun Ihrer Umwelt, dass Sie den ersten Schritt auf die Gymnastikmatt vor die Haustür oder in Fitnessstudio wagen. Sie machen Pläne, bereiten vor – und gehen die ersten Schritte in Ih neues Leben!

den inneren Schweinehund

DURCHSTARTEN

Ind Ihr innerer ;chweinehund?

.r ist jetzt aktiv: Er nutzt or allem Ihre immer ıoch vorhandene Zwiepältigkeit für Sabotageersuche. Sie sind ja elbst noch unsicher, ınd alles ist ungewohnt! hr Schweinehund wird nanchmal von den posiiven Effekten des Neuın beeindruckt und zum ;chweigen gebracht, ersucht aber immer vieder, das ganze Vorıaben zu kippen, wenn s droht, ungemütlich zu verden.

STUFE 4: HANDELN & DRANBLEIBEN

So geht es Ihnen jetzt

Diese Phase ist die schwierigste! Bis hierher haben Sie Pläne geschmiedet, die Euphorie der allerersten neuen Aktionen genossen – doch jetzt wird es manchmal anstrengend sein, weiter durchzuhalten! Geben Sie nicht auf, selbst wenn Sie einen Rückschritt hinnehmen müssen. Das ist kein Grund, sich mit Selbstvorwürfen zu überschütten. Sie sollten darauf vorbereitet sein, dass Rückschläge kommen – die Sie durch einen neuen Anlauf überwinden werden.

Und Ihr innerer Schweinehund?

Puuhh: Es wird anstrengend, die erste Begeisterung ebbt ab, und Ihr Schweinehund läuft jetzt wahrscheinlich in seiner Rolle als Saboteur zur Hochform auf! Er fühlt sich in der gewohnten Sicherheit bedroht und argumentiert mit dem Komfort des Gewohnten, mit der (möglichen negativen) Reaktion der Umwelt auf Ihre Veränderung, kurz: Er versucht mit allen Mitteln, Sie wieder in die vertraute Bequemlichkeit zurückzuholen.

STUFE 5: DURCHHALTEN & STABILISIEREN

So geht es Ihnen jetzt

Bewegung gehört nun zu Ihrem Leben. Sie können stolz darauf sein und sich freuen, dass Sie das Abenteuer Selbstveränderung in Gang gesetzt haben und bis hierher gekommen sind! Wer etwas startet, erlebt eben auch eine Weiterentwicklung. Und diese positive Auswirkung sollte niemals unterschätzt werden.

Und Ihr innerer Schweinehund?

Ab und an wird er noch ein wenig aufbegehren gegen die Veränderung (etwa, wenn es im Regen zum Laufen gehen soll). Vielleicht meutert er auch mal, wenn ihm etwas langweilig wird und er sich andere, neue sportliche Angebote von Ihnen wünscht. Aber im Großen und Ganzen hat Ihr innerer Schweinehund sich mit der neuen Situation angefreundet und empfindet jetzt diesen neuen bewegteren Zustand zunehmend als vertraut und sicher.

2

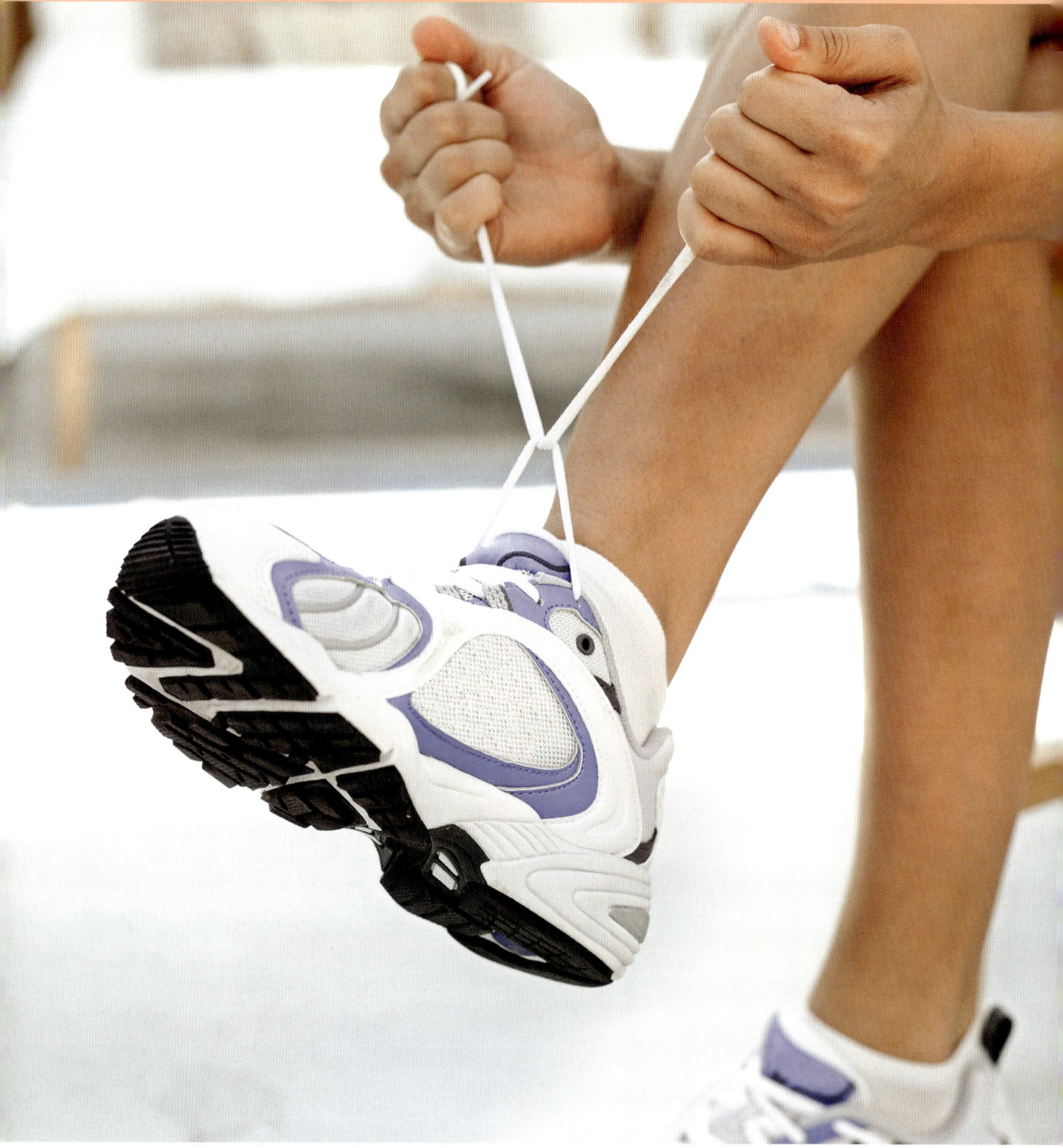

Sie treffen die Entscheidung!

Sie würden wirklich gern bewegter leben. Doch Ihr ganzer Tag ist so ausgefüllt, da bleibt abends einfach kein Elan mehr für Sport. Vielleicht doch? Beginnen Sie: Checken Sie, wo Sie stehen – und welcher Weg Sie in ein aktives, zufriedeneres Leben führen könnte. Fangen Sie jetzt an und nehmen Sie Ihren inneren Schweinehund gleich mit!

Wie gut geht es Ihnen tatsächlich?

Oft vergessen wir, was schon Hippokrates, der berühmte Arzt der Antike, wusste: »Die Krankheiten fallen nicht vom Himmel, sondern entwickeln sich aus den täglichen kleinen Sünden wider die Natur. Wenn diese sich gehäuft haben, brechen die Krankheiten scheinbar plötzlich hervor.« Wir übersehen gern den Zusammenhang zwischen den täglichen kleinen Fehlern und deren langfristigen Folgen. Wie sieht es aus: Wissen Sie, wie gut es Ihnen wirklich geht?

Sie spüren vielleicht gerade gar keine körperlichen Beschwerden. Es geht Ihnen so weit recht gut. Das heißt aber leider noch lange nicht, dass Ihr Stoffwechsel rund läuft und in Ihrem Körper alles zum Besten steht. Eine Krankheit bricht oft erst nach fünfzehn, zwanzig oder sogar dreißig Jahren aus. Das heißt, der menschliche Körper funktioniert noch lange recht gut, obwohl er schon ziemlich angeschlagen ist. Die Gefahr dabei: Lange Zeit spürt man keine konkreten Auswirkungen der Gesundheitssünden, die man gerade lebt. Vorsorge ist also zuallererst ein Appell an die Vernunft, denn man bemerkt einfach lange nicht, was sich schleichend aufbaut. Also muss man vorbeugend handeln – auch wenn noch keine Notwendigkeit zu bestehen scheint.

Das Gute dabei: Die eigene Gesundheit ist ein Stück weit planbar. Dafür müssen Sie nur Ihre aktuellen Blutwerte ermitteln lassen. Ihr Arzt kann Ihnen sagen, wie diese Werte sich

bei gleichbleibendem Lebensstil wahrscheinlich entwickeln werden, er rechnet sie sozusagen auf die nächsten zwanzig Jahre hoch. Gefahren und Risiken können damit recht deutlich erkannt werden.
Das ist wichtig, denn viel zu oft wird man erst nach einem kräftigen Warnsignal aktiv: Nach einem Herzinfarkt beispielsweise besuchen fast alle Betroffenen eine Koronarsportgruppe, nämlich um den zweiten Herzinfarkt zu vermeiden. Das nennt man dann Prävention. Wenn der Patient allerdings schon vorher aktiv gewesen wäre, so hätte er sehr wahrscheinlich von vornherein keinen Herzinfarkt bekommen. Medizinisch wird diese wirkliche Vorsorge als Primärprävention bezeichnet.

Ihr Schweinehund auf dem Prüfstand

Jeder Mensch ist anders, jeder Schweinehund auch. Sie werden in diesem Buch deshalb viele Ideen und Strategien finden, mit denen Sie Ihren eigenen Schweinehund motivieren und mit ins Boot holen können!
Auf den folgenden Seiten finden Sie eine davon: Vielleicht ist Ihr Schweinehund ja ein Freund glasklarer Fakten, und Sie können ihn zum Sport anspornen, indem Sie ihm Ihre Blutwerte schwarz auf weiß servieren. Anhand der folgenden Parameter können Sie sehr gut erkennen, wie es um Ihr Innenleben tatsächlich steht.

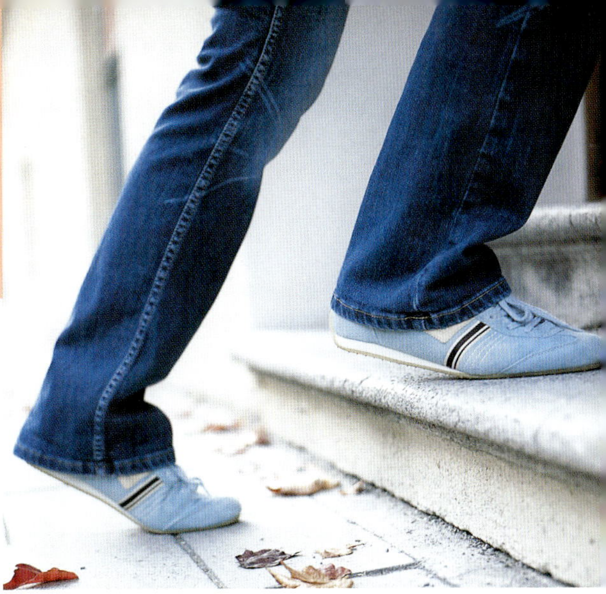

Sie zögern noch? Es ist ganz normal, dass die ersten Schritte am schwersten fallen.

Unsichtbare Risiken erkennen

Vorsicht: Schlechte Blutwerte machen sich oft nicht körperlich unangenehm bemerkbar. Sie werden darum auch als »Silent Killer« bezeichnet. Spitzenreiter unter den Risikofaktoren ist dabei das Cholesterin. Heute sterben in den Industrieländern immer mehr Menschen an den Folgen von zu viel Cholesterin – nämlich an Herzinfarkt oder Schlaganfall. Was Sie beim Interpretieren Ihrer Blutwerte außerdem bedenken sollten: Wenn der Arzt sagt »Bei Ihnen ist alles normal«, muss das nicht unbedingt immer ein Grund zum Jubeln sein. Denn Normwerte werden nun mal anhand des Mittelwerts aus allen gemessenen Werten definiert. Doch es könnte ja auch sein, dass mehr kranke als gesunde Menschen zum Arzt gehen. Es wird von einigen Medizinern durchaus die Meinung vertreten, der Satz »Bei Ihnen ist alles normal« beziehe sich nur auf den Vergleich mit kranken Menschen. Die von diesen Ärzten geforderten strengeren idealen Werte werden auf den folgenden Seiten als Normwert bezeichnet.

WAS IHRE BLUTWERTE AUSSAGEN

Alle folgenden Werte kann jeder Hausarzt messen. Auch wenn Ihr Hausarzt nicht davon überzeugt sein sollte, dass man Lipoprotein, Homocystein, Magnesium und Gesamteiweiß messen muss, bestehen Sie darauf. Diese Blutwerte sind aber enorm wichtig für unsere körperliche und geistige Leistungsfähigkeit.

GESAMTEIWEISS

Alles, was lebt, besteht aus Eiweiß. Darum ist der Eiweißwert der Maßstab überhaupt für den wichtigsten Bestandteil der lebendigen Substanz: Ohne Protein gäbe es uns einfach gar nicht. Und im Sport ist das Eiweiß der Leistungsparameter schlechthin. Hämoglobin, der rote Blutfarbstoff, besteht zu 99 Prozent aus Eiweiß und nur zu 1 Prozent aus Eisen. Die Hormone sind vom Eiweiß abhängig, ganz besonders die Neurotransmitter fürs Gehirn, die für gute Laune, mentale Stärke und Belastbarkeit sorgen.

Normwert: **7,7 – 8,6 mg/dl**
Ihr Wert: ________ **mg/dl**

MAGNESIUM

Es ist das Salz der inneren Ruhe und Belastbarkeit, und es beflügelt außerdem zu Höchstleistungen. Beim intensiven Sport verlieren wir Magnesium über den Schweiß. Wir kennen alle die Bilder von Fußballspielern, die in der Verlängerung mit schmerzverzerrten Gesichtern am Boden liegen und mechanisch ihre Krämpfe lösen. Kopfarbeiter verlieren Magnesium durch dauerhaften Stress. Das Mineral Magnesium steuert mehr als 300 Enzyme mit allen nachfolgenden Stoffwechselprozessen. Magnesium schützt das Herz. Ein Mangel kann verschiedene Herz- und Kreislaufkrankheiten hervorrufen. Zudem entspannt Magnesium die Muskulatur, auch die in den Blutgefäßen. Es verhindert dadurch eine Verkrampfung der Herzkranzgefäße und garantiert damit eine bestmögliche Durchblutung und Sauerstoffzufuhr. Erst bei Mangelzuständen gibt es Krämpfe, aber nicht nur in der Wade! Auch Stress-Beschwerden wie Migräne, Tinnitus und Hörsturz werden oft durch Krämpfe in der Muskulatur der feinen Blutgefäße ausgelöst.

Normwert: **0,90 – 1,1 mmol/l**
Ihr Wert: ________ **mmol/l**

GLUCOSE (BLUTZUCKER)

Der Blutzucker sollte ganz streng betrachtet nüchtern immer unter 100 mg/dl liegen. Schon leicht erhöhte Werte zerstören die feinsten Blutgefäße, und die Diabetesgefahr steigt dadurch stark an. Diabetes ist inzwischen überhaupt ein sehr brisantes Problem: Der so genannte »Alterszucker« – mit dem früher vor allem ältere Menschen rechnen mussten – wurde inzwischen in »Diabetes Typ II« umbenannt, weil heute bereits Schulkinder darunter leiden. Die wichtigste Maßnahme bei erhöhten Zuckerwerten muss deshalb unbedingt heißen: Bewegung rauf, Gewicht runter!

Normwert: **60 – 100 mg/dl**
Ihr Wert: ________ **mg/dl**

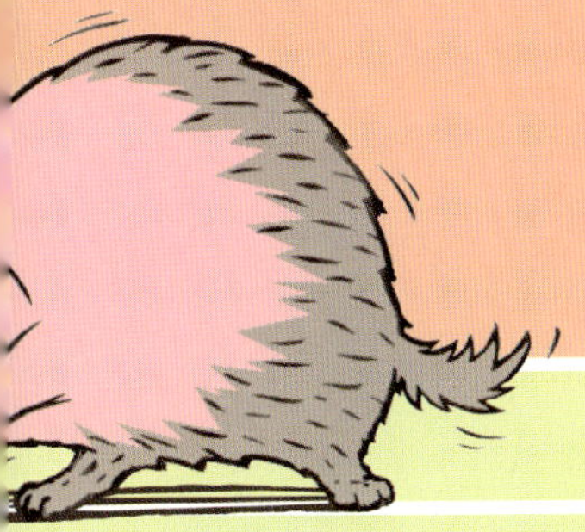

HARNSÄURE

Harnsäure ist bis zum Wert von 5 mg/dl flüssig und damit völlig ungefährlich. Ab einer Konzentration von 5 mg/dl jedoch ist die Löslichkeit überschritten, und die Harnsäure kristallisiert aus. Diese feste Form der Säure ist brandgefährlich für die Gelenke, wo sie Gicht auslösen kann, für die Nieren, in denen sich Nierensteine bilden, und besonders für die Blutgefäße. Diese scharfkantigen Kristalle ritzen nämlich die spiegelglatte Innenhaut der Gefäße auf und sind damit der Wegbereiter für eine Gefäßverkalkung. Erste notwendige Maßnahmen bei erhöhten Harnsäurewerten sind: sämtliche Sorten Wurst weglassen, Fleisch und Alkohol so weit irgend möglich reduzieren und dafür trinken, trinken, trinken – und zwar Wasser pur.

Normwert:	**3,0 – 5,0 mg/dl**
Ihr Wert:	______ **mg/dl**

LEBERWERTE: GPT, GOT, GAMMA-GT

Die Gamma-GT ist der sensibelste der drei Leberwerte. Hier gilt die Faustregel: Ist die Gamma-GT in Ordnung, so ist es auch die Leber. Steigt die Gamma-GT, dann zeigt das an, dass die Leber belastet ist. Ideal ist ein Wert bis 20 U/l, gerade noch tolerabel sind Werte bis 40 U/l.
Häufigste Ursachen für erhöhte Werte: Das tägliche Gläschen Wein am Abend, Medikamente oder das dauernd zu späte Abendessen. Wenn die anderen Leberwerte auch ansteigen, dann leidet die Leber schon deutlich länger. Zuerst entsteht dadurch die so genannte reversible Fettleber, unter der heute schon jeder zweite deutsche Manager leidet.

Normwerte:	
Gamma-GT:	**ideal 20 U/l, aber immer unter 40 U/l**
GOT:	**≤ 18 U/l**
GPT:	**≤ 20 U/l**

Ihre Werte:	
Gamma-GT	______ **U/l**
GOT:	______ **U/l**
GPT:	______ **U/l**

FOLSÄURE

Sie ist ein B-Vitamin und reguliert die Zellteilung. Folsäure ist wichtig für die Gewebe- und Blutbildung. Insbesondere bei einem hohen Homocysteinwert (siehe Seite 29) sollte auf einen ausreichend hohen Folsäurespiegel geachtet werden, denn Folsäure baut Homocystein zum nützlichen Eiweißbaustein Methionin ab. Homocystein greift die Wände der Blutgefäße an und fördert so die Arterienverkalkung. Damit steigt das Risiko für Herzinfarkt und Schlaganfall. Dennoch ist Homocystein als wichtiger Risikofaktor für Herz-Kreislauf-Erkrankungen noch recht unbekannt.

Normwert:	**› 15 ng/ml**
Ihr Wert:	______ **ng/ml**

FETTSTOFFWECHSEL-DIAGNOSTIK

GESAMTCHOLESTERIN

Cholesterin kommt in tierischen Fetten vor und ist auch im menschlichen Körper als lebenswichtiger Bestandteil weit verbreitet. Doch die Dosis macht's: Wer einen Cholesterinspiegel unter 150 mg/dl hat, der kann praktisch nicht verkalken – das haben umfangreiche Studien eindrucksvoll bewiesen. Aber auch höhere Werte müssen noch nicht gefährlich sein, zumindest wenn man viel gutes HDL- und wenig schlechtes LDL-Cholesterin hat.

Normwert: **ideal unter 150 mg/dl, aber immer unter 200 mg/dl**
Ihr Wert: ________ **mg/dl**

HDL-CHOLESTERIN

Hinter diesem Namen verbirgt sich der »gute« Anteil des Cholesterins, nämlich dasjenige, das sich nicht an den Gefäßwänden ablagert. HDL schützt vor Herzinfarkt, darum: je höher, desto besser. Das HDL kann nur durch aerobes körperliches Training erhöht werden. Also: Regelmäßig moderat Sport zu treiben, hilft Ihnen sehr effektiv!

Normwert: **› 40 mg/dl**
Ihr Wert: ________ **mg/dl**

LDL-CHOLESTERIN

Das ist die gefährliche Unterfraktion des Cholesterins, da sich LDL-Cholesterin an den Gefäßwänden ablagert und dadurch Gefäßverkalkung und Herzinfarkt beziehungsweise Schlaganfall auslöst. Darum gilt hier unbedingt: Je niedriger Ihr Wert, desto besser.

Normwert: **‹ 110 mg/dl**
Ihr Wert: ________ **mg/dl**

CHOLESTERINQUOTIENT

Dieser Quotient berechnet sich aus dem Wert des Gesamtcholesterins geteilt durch HDL-Cholesterin. Er zeigt das aktuelle Verkalkungsrisiko an. Je niedriger der Quotient, desto geringer ist das Risiko, dass die Gefäße verkalken. Das gilt sogar, wenn der Wert an Gesamtcholesterin erhöht ist! Aus diesem Grund ist der Quotient sehr viel aussagefähiger als das Gesamt-Cholesterin allein. Zum Vergleich: Bei einem Quotient über 5 sollten die Alarmglocken schrillen! In diesem Fall müssen Sie alle Register ziehen, um den kritischen Wert durch Diät und Bewegung schnellstmöglich zu entschärfen. Bei einem Quotient von 4,4 ist das Arterioskleroserisiko exakt so hoch wie bei der Durchschnittsbevölkerung – und damit deutlich vorhanden. Streng genommen ist der Durchschnitt nämlich hierbei einfach nicht »gut genug«, weil 80 Prozent aller i

Deutschen im Lauf des Lebens Gefäßverkalkungen bekommen. 60 Prozent der Deutschen sterben daran: Sie erleiden einen Herzinfarkt oder einen Schlaganfall. Bei einem Quotient von 3,3 ist das Arterioskleroserisiko noch halb so hoch wie bei der Durchschnittsbevölkerung, und bei Werten um 2,2 ist es gleich null. Der Quotient kann prinzipiell sowohl durch aerobes Training verbessert werden als auch durch gesunde Ernährung.

Arteriosklerose-Risiko

Niedrig	**mittel**	**hoch**
‹ 2,9	**2,9 – 4,4**	**› 4,4**

Ihr Quotient: ________

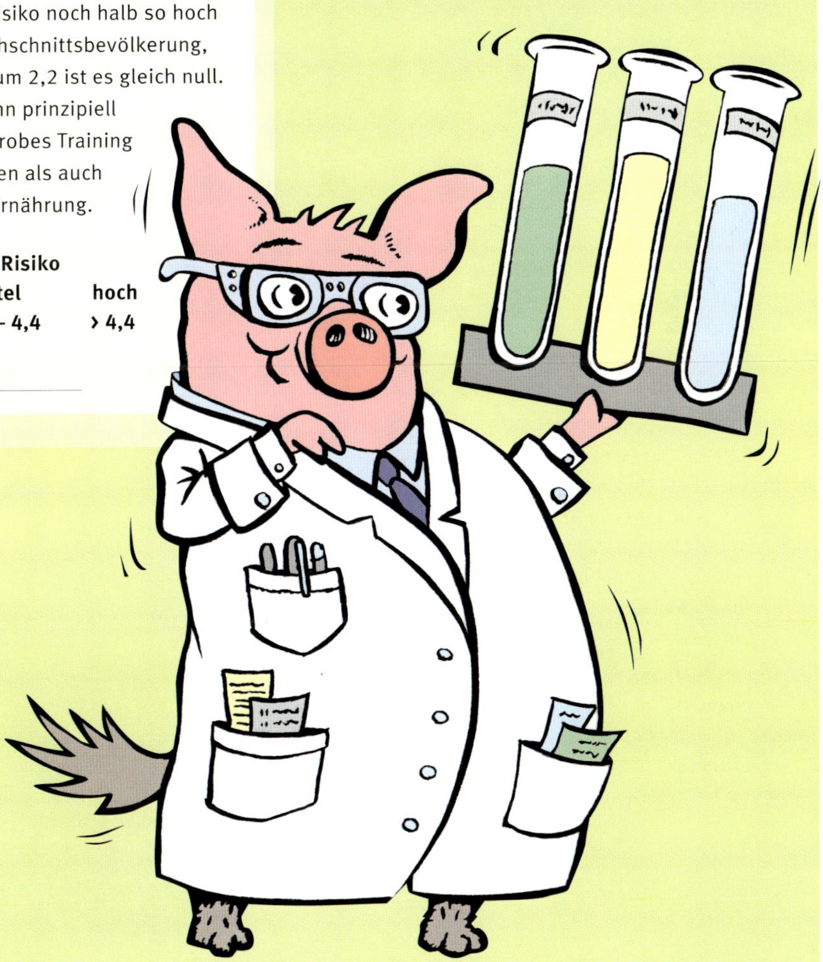

TRIGLYCERIDE

Triglyceride sind nahrungsabhängige Fette. Anhand des Triglyceridspiegels kann man abschätzen, ob der vorhandene Cholesterinüberschuss durch falsche Ernährung entstanden ist oder vom Körper selbst produziert wurde. Liegen die Triglyceride bei Werten von 50 mg/dl oder sogar darunter, so weist das auf eine vorbildliche, fettarme Ernährung hin. Wer gleichzeitig einen hohen Cholesterinspiegel aufweist, kann hier durch Diät nichts verbessern, weil der Körper das Cholesterin selbst produziert. Bei diesen Menschen hilft dann nur Bewegung. Bei einem Triglycerid-Wert zwischen 50 und 100 mg/dl sollten Sie eine fettreduzierte Ernährung befolgen. Bei noch höheren Werten sollte streng auf eine fettärmere Ernährung geachtet werden. Ein gleichzeitig erhöhter (angefutterter) Cholesterinspiegel wird sich dadurch ebenfalls reduzieren. Bei zusätzlichem aeroben Training geht das natürlich noch schneller!

Normwert: **< 100 mg/dl**
Ihr Wert: ________ **mg/dl**

LIPOPROTEIN (A)

Dieser Wert wird als genetischer Risikofaktor für Gefäßverkalkung bezeichnet: Er braucht nur einmal im Leben gemessen zu werden. Bei Werten über 30 mg/dl hat man ein zweifaches Arterioskleroserisiko, wenn LDL im Normbereich liegt, und ein fünffaches Risiko, wenn gleichzeitig das LDL erhöht ist.
Fazit: Wenn sich beim Messen dieses Wertes herausstellt, dass Sie einen genetischen Risikofaktor haben, sollten Sie versuchen, alle anderen beeinflussbaren Risikofaktoren für eine Gefäßverkalkung in den Griff zu bekommen. Das heißt: das Rauchen einstellen, Blutdruck, Blutzucker sowie Blutfette im Normbereich halten, auf tägliche Bewegung achten – dann werden Sie auch mit diesem Wert wunderbar leben können.

Normwertbereich: **unter 30,0 mg/dl**
Ihr Wert: ________ **mg/dl**

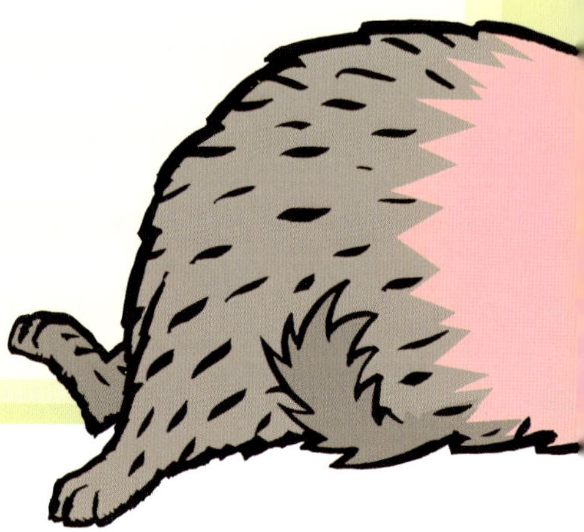

HOMOCYSTEIN

Schon ein leicht erhöhter Homocysteinspiegel verdoppelt das Verkalkungsrisiko. Folsäure (siehe Seite 25) und B-Vitamine entschärfen dieses Risikopotenzial. Typischerweise haben Patienten mit hohem Homocysteinspiegel jedoch einen niedrigen Folsäure- und B-Vitaminspiegel. Gelingt es, das zu verändern – etwa durch Aufnahme von Folsäure in nicht erhitzter Nahrung oder in Nahrungsergänzungsmitteln –, wird bei hohen Vitaminwerten Homocystein besser und schneller abgebaut und bleibt damit ungefährlich.

Normwert: **< 10,0 µmol/l**
Ihr Wert: ________ **µmol/l**

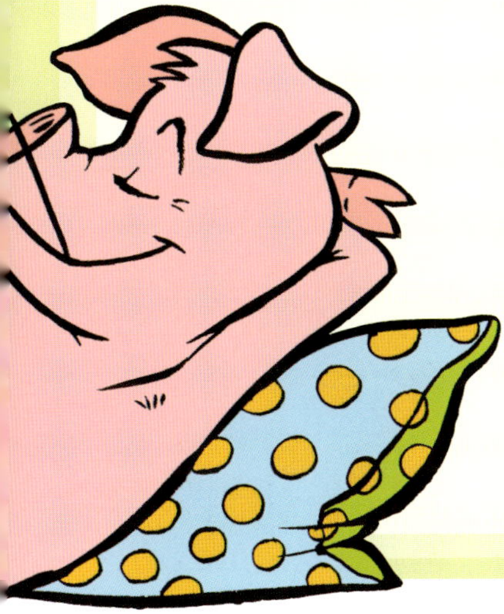

HÄMOGLOBIN

Hämoglobin färbt unser Blut rot. Genug von dem roten Blutfarbstoff zu haben, ist wichtig, wenn man gute sportliche Leistungen vollbringen will. Nur bei einem hohen Hämoglobinwert kann Ihr Blut nämlich viel Sauerstoff transportieren – in die Muskeln, aber auch ins Gehirn. Darum ist ein Wert im oberen Drittel für Sportler, ebenso aber auch für die »Denker« wichtig. Ursache für einen niedrigen Hämoglobinwert ist oft ein Mangel an Eisen und Folsäure, noch häufiger aber ein Eiweißmangel. 99 Prozent des Hämoglobins besteht aus Eiweiß (siehe Seite 24), darum wird ohne einen hohen Eiweißwert auch der Hämoglobinwert immer niedrig bleiben.

Normwert: **14 – 16 mg/dl**
Ihr Wert: ________ **mg/dl**

HÄMATOKRIT

Dieser Wert zeigt die Fließfähigkeit des Blutes. Ist er niedrig, so ist eine gute Blutversorgung bis in den letzten Herzmuskel und die hinterste Hirnzelle hinein gewährleistet. Er ist oft bei Bewegungsmangel und bei einem Flüssigkeitsdefizit des Körpers erhöht. Darum ist es so wichtig, ausreichend zu trinken: 2 bis 3 Liter am Tag sollen es sein.

Normwert: **35 – 42 %**
Ihr Wert: ________ **%**

Und wie sieht es mit Ihrer Fitness aus?

Sind Sie mehr und mehr davon überzeugt, dass Sie mit einem Bewegungsprogramm loslegen wollen? Dann sollten Sie sich jetzt erst einmal davon überzeugen, wo Sie in puncto Fitness stehen: ganz am Anfang? Schon im moderaten Bereich? Testen Sie es einfach mal aus! Auf den folgenden Seiten finden Sie Informationen, mit deren Hilfe Sie sich selbst einordnen können.

Was sagte schon der französische Philosoph Blaise Pascal: »Zu unserer Natur gehört die Bewegung. Die vollkommene Ruhe ist der Tod.« Ob Stoffwechsel, Knochenbau oder Gelenke – alles in unserem Körper ist dafür gemacht, sich zu bewegen. Der Steinzeitmensch war den ganzen Tag zu Fuß auf Nahrungssuche. Man geht davon aus, dass er täglich 42 Kilometer auf den Beinen war, während es der heutige homo sapiens auf knappe 1,2 Kilometer am Tag bringt. Wenn wir uns heute immer noch acht Stunden am Tag bewegen könnten und würden, wären viele Krankheiten unbekannt, Ärzte arbeitslos und Diät-Gurus arm dran.

Jetzt kommt etwas in Bewegung

Sie merken, dass sich etwas verändert: Sie beschäftigen sich immer wieder mit Ihrem Ist-Zustand, und Sie überlegen immer öfter, wie Sie ihn ändern können. Manchmal ver-

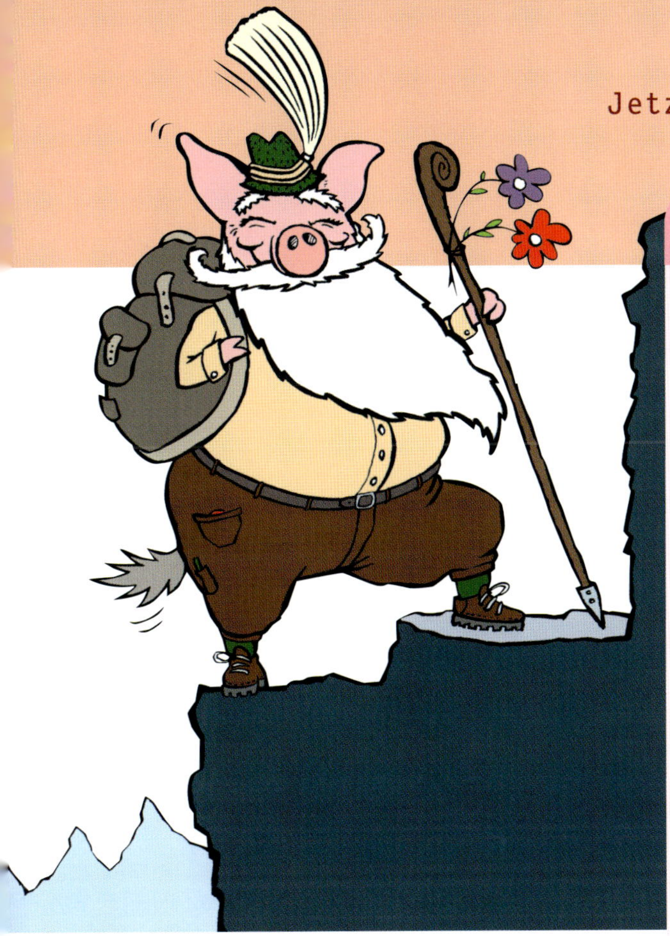

gessen Sie sogar, wie gern Sie sich bisher auf Ihre alten Ausreden und Gewohnheiten zurückgezogen haben, und konzentrieren sich darauf, was für Vorteile solch ein neues Leben bringen könnte. Sie müssten nie wieder eine Diät machen! Mit siebzig könnten Sie vielleicht noch auf einen Berg kraxeln! Noch mehr Ideen kommen wie von selbst. Und Sie ertappen sich dabei, wie Sie sich selbst einzuordnen versuchen: Fitness-Freak? Nein, das sicher nicht. Gelegenheitssportler? Die Stunde spazieren gehen am Sonntag reicht für diese Qualifizierung wohl nicht aus. Einsteiger? Sie seufzen: das wohl eher. Im Moment zumindest noch ... Aber das kann sich ändern. Sie haben die ersten Schritte schon getan!

Versuchungen widerstehen

Wie lange wird es Ihnen noch gut gehen, falls Sie weiter so leben wie bisher? Vielleicht haben Sie sich diese Frage schon einmal gestellt. Amerikanische Lebensversicherer haben sie beantwortet, indem sie einen sehr genauen Test entwickelten, mit dem man seine wahrscheinliche Lebenserwartung prognostizieren kann. Mit diesem Test möchten Versicherungen natürlich vor allem wissen, wie hoch ihr Risiko als Versicherungsfirma ist, wenn sie einen Vertrag mit einem neuen Kunden abschließen. Der Test wird seit 40 Jahren stets an die sich wandelnden demographischen Faktoren angepasst. Natürlich sagt dieser Test nicht aus, ob Ihnen einmal ein Dachziegel auf den Kopf fällt, sondern lediglich, wie viele Menschen unter diesen bestimmten Lebensumständen statistisch wie alt werden. Sie können ihn kostenlos aufrufen und durchführen (siehe Internetadresse im Anhang, Seite 123). Und wenn Sie Ihren inneren Schweinehund zähmen und zu Ihrem Freund machen, können Sie zu Ihrem Testergebnis nochmals sieben Jahre dazuzählen. Aber das erzählen Sie dann besser nicht dem Sachbearbeiter bei Ihrer Renten- oder Lebensversicherung.

Überlegungen vor dem Start

Sind Sie ein Einsteiger oder ein Gelegenheitssportler? Sollten Sie nach dem Lesen der nächsten Seiten sicher sein, dass Ihr sportliches Engagement schon jetzt deutlich über diese beiden Kategorien hinausgeht, finden Sie ab Seite 100 Tipps und Ideen, wie Sie Ihr sportliches Leben erfolgreich weiterführen, Ihr Trainingsprogramm sinnvoll ergänzen und sich und Ihren Schweinehund vor Langeweile beim bewegten Tun schützen.

Beginnen – aber wie?

Der folgende Test hilft Ihnen, sich sportlich einzuordnen. Wahrscheinlich haben Sie ohnehin eine ziemlich genaue Vorstellung davon, wie gut trainiert Sie sind. Aber sich am Anfang bewusst zu hinterfragen, hilft, gesund ins bewegte Leben zu starten. Und es ist auch wichtig, um sich sinnvolle Ziele zu setzen. Das ist für den weiteren erfolgreichen Weg sehr entscheidend, wenn Sie mit Ihrem Schweinehund oben auf dem Siegertreppchen ankommen wollen.

Der Weg zum Ziel

Damit die Hürde für den Sprung ins neue Leben nicht allzu groß wird, denken Sie so oft Sie können an das, was Sie erreichen wollen: Nur wer weiß, wohin er will, und sich wirklich danach sehnt, kann den Weg zum Ziel meistern!

Die erste Frage, die Sie sich stellen und beantworten müssen, ist deshalb die nach dem Wohin. Was könnte Ihr Ziel sein? Als Einsteiger könnten Sie es vielleicht erst einmal mit einem Monatsprogramm versuchen, um Kraft, Ausdauer und letztlich auch die Figur zu verbessern.
Wenn Sie Gelegenheitssportler sind, könnten Sie sich ein höheres Ziel setzen. Vielleicht planen Sie für den Anfang erst einmal drei Monate, in denen Sie Ihrer sportlichen Vergangenheit eine neue Dimension hinzufügen, also sich kontinuierlich steigern.
Vergessen Sie dabei nie: Egal ob Sie walken, laufen, biken oder skaten – Ihr individueller Fitnessplan lässt Ihnen ausreichend Freiraum für Ihre eigenen sportlichen Vorlieben. Sie können die einzelnen Disziplinen variieren, auch abhängig von Ihrer jeweiligen mentalen und körperlichen Tagesform.

Wie viel muss ich schaffen?

Die größte Einsteigerangst – und damit ein willkommener Angriffspunkt für Veränderungsgegner wie den sicherheitsverliebten inneren Schweinehund – ist die Sorge, sich mit einem Zuviel zu überfordern. Die Furcht der meisten Anfänger ist, dass ein sinnvolles Training so umfassend ausfällt, dass der Einstieg und das Durchhalten unmöglich sind. Das muss aber keinesfalls so sein: Schließlich können schon vier Einheiten à 30 Minuten pro Woche ausreichen.

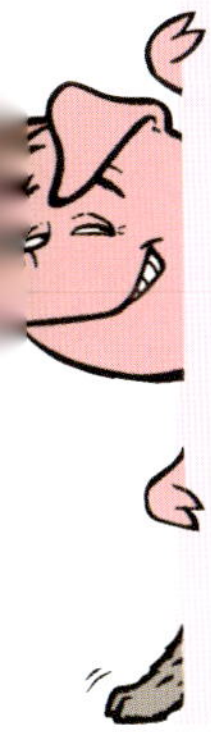

Woher nehme ich denn sooo viel Zeit?

»Zwei Stunden pro Woche! Das ist doch viel zu viel Zeit! Die haben wir gar nicht …«, mault Ihr innerer Schweinehund gleich los. Überzeugen Sie ihn (und sich selbst) doch mal mit folgenden einfachen Überlegungen.

- *Lassen sich einige Wege, die Sie üblicherweise im Auto oder mit öffentlichen Verkehrsmitteln zurücklegen, genauso gut zu Fuß oder mit dem Fahrrad bewältigen, ohne dass es zu spürbaren Zeitverlusten kommt?*
- *Wie wäre es, wenn Sie von Ihrer Mittagspause 15 bis 30 Minuten für etwas Bewegung »abzwacken«? Wahrscheinlich setzen Sie Ihre Arbeit danach sogar beschwingter fort.*
- *Oder die täglichen Abendnachrichten von 15 Minuten: Möglichweise sitzen Sie allein dafür mehr als anderthalb Stunden pro Woche vor dem Fernseher. Vielleicht können Sie selbst diese Zeit sinnvoll mit Ihrem Training verknüpfen. Tipps dazu finden Sie auf Seite 101.*
- *Überhaupt das Fernsehen: Wenn Sie nur einmal pro Woche abends einen Spielfilm ansehen, haben Sie schon so viel Zeit vor dem Fernseher verbracht, wie Sie für ein ganzes Wochenprogramm an Bewegung brauchen! Von den Abenden gar nicht zu reden, an denen Sie lustlos und müde zwischen den Kanälen hin und her zappen. Und gerade solchen Abenden entkommen Sie vielleicht, wenn Sie durch regelmäßige Bewegung wieder agiler werden.*

Natürlich wäre es besser, wenn Sie statt viermal pro Woche sogar täglich 30 Minuten in Ihre Fitness investieren würden (Letzteres ist sogar einfacher, wie Sie ab Seite 73 noch erfahren werden). Doch für den Anfang ist das Wichtigste, dass Sie das Gefühl bekommen, sich nicht zu überfordern: Sie brauchen für sich selbst das Gefühl der Machbarkeit. Sollten Ihnen auch die 30 Minuten zu viel erscheinen, dann beginnen Sie lieber mit einem viel kleineren Pensum, selbst wenn es nur 5 Minuten sind. Ja, Sie haben richtig gelesen: 5 Minuten! Dann aber bitte täglich, nach einer Woche steigern Sie auf 7 Minuten, dann auf 10, dann auf 12 … bis Sie Ihr Wunschpensum erreicht haben. Das kann allein schon ausreichen, um einen gesunden Fitnesslevel zu erlangen.

FITNESSTEST: SO FINDEN SIE IHRE STARTPOSITION

Jetzt geht's los: Analysieren Sie zuallererst einmal ganz realistisch, wie weit Ihre Füße Sie tragen. Was kann Ihr Körper zur Zeit ohne große Probleme leisten? Dazu stellen Sie sich den folgenden Tests.

Test 1: Wie weit kommen Sie?

Ziehen Sie sich Laufschuhe an und laufen Sie ganz langsam und locker drauflos, kaum schneller als ein Spaziergänger.

Sie sind ein Einsteiger

Wenn Ihr Körper Sie innerhalb der ersten zehn Minuten zwingt, wieder zu gehen, dann sind Sie zweifellos ein Einsteiger. Kein Grund, enttäuscht aufzugeben: Innerhalb von nur acht Wochen können Sie es schaffen, mühelos eine halbe Stunde zu laufen, die Ihnen auch noch richtig Spaß macht.

Sie sind Gelegenheitssportler

Sie laufen jetzt schon eine halbe Stunde, ohne nach Luft zu schnappen? Doch danach melden sich häufiger die Gelenke, oder die Füße schmerzen, weil der Körper diese Belastung nicht mehr oder noch nicht kennt? Dann sind Sie bereits ein Gelegenheitssportler.

Sie sind Fitnesssportler

Sie schaffen spielend eine Stunde und fühlen sich auch gut nach diesem ruhigen Dauerlauf? Muskeln, Sehnen und Gelenke rebellieren nicht, da der Körper an diese Belastung schon angepasst ist? Dann sind Sie bereits eine Art Fitnesssportler. Tipps und Ideen zum erfolgreichen Durchhalten gibt es ab Seite 100.

Test 2: Wie bewegt leben Sie?

Überlegen Sie genau, wie oft Sie sich im vergangenen Jahr wöchentlich im Durchschnitt bewegt haben.

Einsteiger

Laufen, Radfahren, Wandern oder Schwimmen: Ganz ehrlich, da kommen bei Ihnen im letzten Jahr keine 50 Stunden Aktivität zusammen? Sie haben sich im letzten Jahr nicht mehr als eine Stunde pro Woche bewegt? Bitte nicht schummeln und sich selbst betrügen, indem die Sonntagsspaziergänge großzügig mit abgerechnet werden – so gut es ist, zu Fuß unterwegs zu sein: Wirklicher Sport ist das nicht!

Gelegenheitssportler

Sie haben sich im vergangenen Jahr pro Woche etwa ein bis zwei Stunden sportlich betätigt. Waren an den Wochenenden auf einer längeren Radtour, sind schon ein- bis zweimal die Woche gelaufen oder zum Tennisspielen gegangen. Ihr Status: Gelegenheitssportler.

Fitnesssportler

Sport gehört schon in Ihr Leben. Sie waren jede Woche mehr als zwei Stunden wirklich körperlich in Fahrt. Wunderbar: Bitte blättern Sie für noch mehr Freude an Ihrem bewegten Leben auf Seite 100 vor!

Und das bedeutet Ihr Ergebnis für Sie

Einsteiger und auch Gelegenheitssportler, vor allem wenn sie älter als 35 Jahre sind, sollten darauf achten, dass sie sich auf ihrem Weg zu einem fitten Leben nicht plötzlich überfordern. Sinnvoll ist es, sich von einem Arzt durchchecken zu lassen, damit mögliche Probleme ausgeschlossen werden. Wer zehn, zwanzig Kilogramm Übergewicht hat, unter Bluthochdruck oder Herzrhythmusstörungen leidet, sollte nicht unbedingt mit Joggen beginnen, sondern mit etwas Langsamerem, wie Walken, Radfahren oder Schwimmen. Bei einer gezielten Sportuntersuchung überprüft der Arzt außerdem die Funktionen insbesondere von Herz, Lungen und Wirbelsäule. Er wird mit Ihnen ein Belastungs-EKG auf dem Laufband oder dem Fahrradergometer durchführen. Durch die Ergebnisse erfahren Sie, ob Sie Ihren Trainingszustand richtig eingeschätzt haben, und bekommen wichtige Informationen für den Start in ein maßgeschneidertes Programm.

So starten Sie sicher

Auch wenn am Anfang der Eifer vielleicht sehr groß ist: ***Beginnen Sie langsam.*** Entwickeln Sie Geduld: Fortschritte kommen von Monat zu Monat und nicht von Tag zu Tag. Wenn Sie Ihr Programm zu steigern beginnen, erhöhen Sie niemals gleichzeitig Trainingsumfang und -intensität. Also nicht am selben Tag eine längere Strecke und diese auch noch in einem schnelleren Tempo laufen!

Vor dem Laufen gehen Sie erst einige Minuten, um warm zu werden und die Muskeln vorzubereiten. Auch nach dem Training achten Sie darauf, dass Sie ganz locker auslaufen und nicht abrupt aufhören. Unmittelbar vor dem Training sollten Sie nichts essen, aber viel trinken, gerade in den Sommermonaten. Vielleicht nehmen Sie sich eine Flasche Wasser mit. Bei niedrigem Blutdruck ist auch eine Tasse Kaffee vor dem Sport erlaubt.

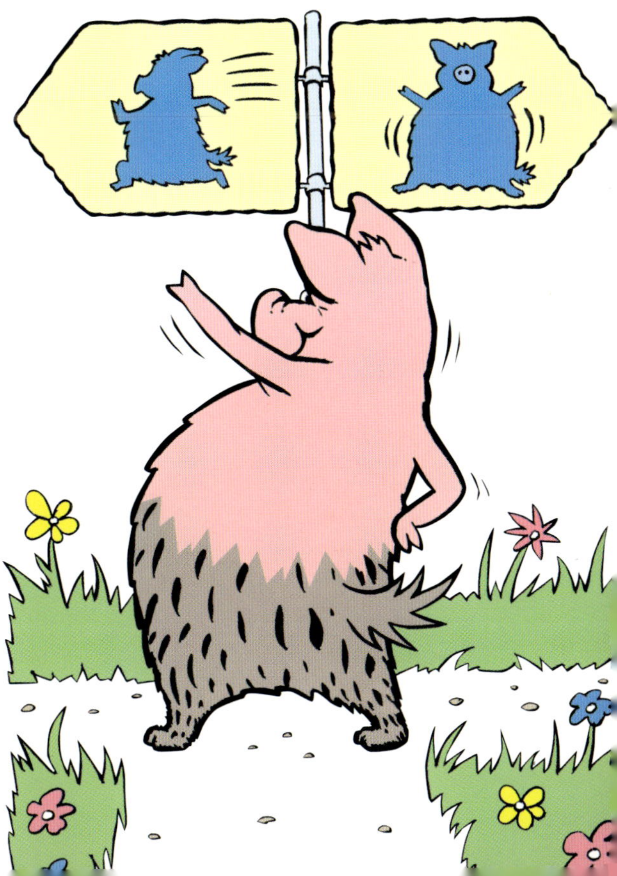

Nur noch ein kleiner Schritt

Sie sehen jetzt klarer, wo Sie stehen. Sie haben wohl eine erste Ahnung, wie Sie anfangen könnten, um tatsächlich bewegter zu leben. Ein letzter kleiner Anstoß kommt nun, bevor Sie dann gleich in Kapitel 3 sehen, wie Sie ganz konkret starten! Sie finden auf den folgenden Seiten noch ein paar Argumente, die Ihnen helfen, Ihren Schweinehund willig zu stimmen, um den Start zu wagen.

An sich sind Sie schon auf dem Weg, innerlich sind Sie bereit, es braucht nur noch einen kleinen Impuls zu einem neuen, aktiven Leben! Rechnen Sie damit, dass das Ihren inneren Schweinehund nicht unbedingt euphorisch stimmt: Die drohende Gefahr einer Veränderung wird ihn wecken. Sie wird ihn ängstigen. Und er wird versuchen, den sicheren bekannten Status quo für Sie beide zu erhalten. Haben Sie Argumente, die ihn zum Mitmachen bringen können?

Überzeugen Sie sich und Ihren inneren Schweinehund

Je nachdem, auf welche Argumente Ihr Schweinehund abfährt: Vielleicht kann eines der folgenden ihn überzeugen. Es kann sein, dass Sie (und Ihr Schweinehund) es reizvoll finden, gedanklich agiler zu werden und im Job mit neuen Ideen zu glänzen. Oder vielleicht liegt Ihnen mehr an einer besseren Figur oder daran, wieder sorgloser essen zu können?

Für die, die vor allem Gesundheit wollen

Wenn es zu Ihren obersten Zielen gehört, möglichst lang und dabei möglichst gesund zu leben, dann wissen Sie sicher längst, dass Sport einfach nötig ist, um das zu erreichen. Ihrem Schweinehund wird diese Information nicht genügen. Der kleine Saboteur in uns braucht schon mehr Informationen, denn für ihn gilt zumindest das WWW-Prinzip: Er will nun mal »wirklich wissen warum«. Erklären Sie ihm die Vorteile, die ein bewegtes Leben für Sie bereithält: Durch Sport wird die Fettverbrennung wieder angeregt. Und das können nur die Muskeln leisten, weder die Knochen noch die Lunge oder das Gehirn sind dazu in der Lage. Und das einzige Organsystem, das Fett verbrennen kann, eben die Muskulatur, hat die Wahl zwischen Zucker- (Kohlenhydrat-) oder Fettverbrennung. Die Muskeln von aktiv lebenden Kindern oder Bergbauern verbrennen eindeutig Fett, bei denen von Managern sieht das oft schon deutlich anders aus: Denn nach längerem Sitzen verwandeln sich über die Jahre die Fettverbrennungsenzyme im Muskel in Zuckerverbrennungsenzyme. Viele Menschen, die ihr Leben vorwiegend sitzend verbringen, können also gar kein Fett mehr in Energie umwandeln. Mit anderen Worten: Bei diesen Menschen muss sich alles Fett, das gegessen wird, zwangsläufig im Körper ablagern, da es nicht mehr in Energie umgesetzt werden kann. Kosmetisch störend sind vielleicht die kleinen Pölsterchen und Wölbungen an Taille und Po, medizinisch gefährlich aber werden die Fettablagerungen in den Blutgefäßen, wo sie wie Jahresringe nach innen wachsen. Das spürt man aber erst dann, wenn das ursprüngliche Durchflussvolumen des Blutes in den Gefäßen auf 30 Prozent reduziert ist. Dann kommt – nur scheinbar aus heiterem Himmel – der Herzinfarkt. Der ist übrigens inzwischen auch bei Frauen keine Ausnahmeerscheinung mehr: Mittlerweile erleidet jede dritte bis vierte Frau in Deutschland in ihrem Leben einen Infarkt. Sollte Ihr Schweinehund sich also nach wohliger Faulheit und Bequemlichkeit sehnen, dann halten Sie ihm entgegen: Wenn Fett erneut verbrannt wird, dann kann sogar eine schon vorhandene Arterienverkalkung rückgängig gemacht werden. Das Herzinfarkt- und Schlaganfallrisiko sinkt, weil der Körperfettanteil geringer wird, der Muskelanteil im Körper hingegen steigt. Außerdem normalisiert sich der Blutdruck: Ein erhöhter Blutdruck sinkt durch Ausdauerbewegung. Ein weiterer Vorteil: Das Immunsystem verbessert sich. Schon nach elf Minuten langsamem Ausdauertraining steigt die Anzahl und die Abwehrkraft der natürlichen Killerzellen im Blut deutlich an. Ein Umstand, der schon Turnvater Jahn begeisterte: »Durch Bewegung härtet man sich ab.« Und: Regelmäßige Bewegung hilft sogar gegen Depressionen!

Für alle, die von der tollen Superfigur träumen

Wenn Sie sich kritisch im Spiegel betrachten, sind Sie zwar eher gewillt, die Augen zu verschließen, weil es Ihnen absolut unglaublich erscheint, Ihren Körper jemals wieder wirklich zu mögen. Aber es gibt berechtigten Grund zur Hoffnung!

Es ist faszinierend: Unser Körper kann sich immer wieder erneuern. Auch wenn es scheint, als würden sich gewisse Funktionen schon im Dauerschlaf befinden, können sie durch entsprechende Vernetzungen im neuronalen System wieder in Gang gesetzt werden. Der Körper passt sich nämlich dem an, was man tut – leider auch dem, was man nicht tut. Also: Durch regelmäßige Bewegung bilden sich die Fettverbrennungsenzyme neu und arbeiten dann auch wieder rund um die Uhr.

Ein ganz wichtiger Punkt ist dabei: Nicht die dreißig Minuten Sport verbrennen viel Fett. Die regelmäßige Bewegung ist vielmehr der Schlüsselreiz, durch den sich Enzyme bilden, die dann nonstop Fett verbrennen. Sobald Sie also wieder aktiv werden, verbrennt Ihr Körper rund um die Uhr mehr Fett, als wenn Sie im untrainierten Zustand sind. Und das passiert wirklich andauernd! Sogar wenn Sie im Bett liegen und schlafen. Erst durch diesen Effekt entsteht die großartige Wirkung, die regelmäßige Bewegung auf unseren Körper hat.

Für Gedankensportler

Wenn die Fettverbrennung durch regelmäßige Bewegung gut angekurbelt ist (siehe Seite 37), muss der Körper die Energie nicht aus den Zuckerreserven gewinnen: Der Zucker bleibt nun übrig für das Gehirn – was eben nicht der Fall ist, wenn sich die Fettverbrennungsenzyme im Dauerschlaf befinden. Das große Organ Muskel ernährt sich also nicht mehr auf Kosten des kleinen Organs Gehirn vom Zucker, sondern verbrennt Fett.

Dadurch kann man sich wieder viel besser konzentrieren und sich stundenlang intensiv mit einer Sache beschäftigen.

Und erklären Sie Ihrem inneren Schweinehund ruhig auch noch Folgendes: Das Gehirn wird bei einem optimalen Fettverbrennungstraining zweimal intensiver als zuvor mit Sauerstoff durchflutet, das bedeutet also eine Steigerung der Hirnleistung um 100 Prozent.

Außerdem vernetzen sich die Hirnzellen neu: Wissenschaftlich ist bewiesen, dass sich durch körperliche Bewegung die Gedächtnisleistung verbessert – und zwar weitaus mehr als bei einem bloßen Gehirntraining!

Für Künstler und Kreative

Während der Bewegung fließen auch die Ideen und Gedanken. Das wussten im alten Griechenland schon die Peripatetiker, die philosophische Schule des Aristoteles, die in einer Wandelhalle spazierend zu neuen

Erkenntnissen kam. Und auch Pablo Picasso beflügelte seine Kreativität, indem er vor der Arbeit an der Staffelei ausgiebige Spaziergänge genoss.
Jeder kennt den Effekt: Man verfällt beim Laufen auf Ideen, auf die man nie gekommen wäre, wenn man auf seinem Platz am Schreibtisch ausgeharrt hätte.

Das Fitness-Menü – eine Idee für Feinschmecker

Wir denken in Bildern – unser Schweinehund auch! Malen Sie Ihrem Schweinehund und sich doch ein solches Bild, das Sie beide zur Bewegung verführt! Stellen Sie sich vor, Sie bereiten sich ein Sportmenü zu, das Sie ebenso glücklich macht wie bisher nur ein Drei-Gänge-Menü bei einem Sternekoch! Als ersten Gang gibt es in der kommenden Woche eine Runde Tennis statt dem Thunfisch-Carpaccio. Am nächsten Tag folgt Nordic Walking statt der Nordseekrabben auf einem Safran-Lauch-Risotto. Und das Joggen im nahegelegenen Waldstück rundet Ihr Menü der Woche ebenso genussvoll ab wie ein Dessert aus Kokosnusscreme mit Ananas.
Probieren Sie selbst aus, ob Sie an einem solchen Gedankenspiel Freude haben oder nicht. Sollte es Ihnen nicht liegen, finden Sie ab Seite 100 zahlreiche andere Ideen, sich mit Ihrem Schweinehund zusammen in eine bewegungsfreudige Stimmung zu bringen!

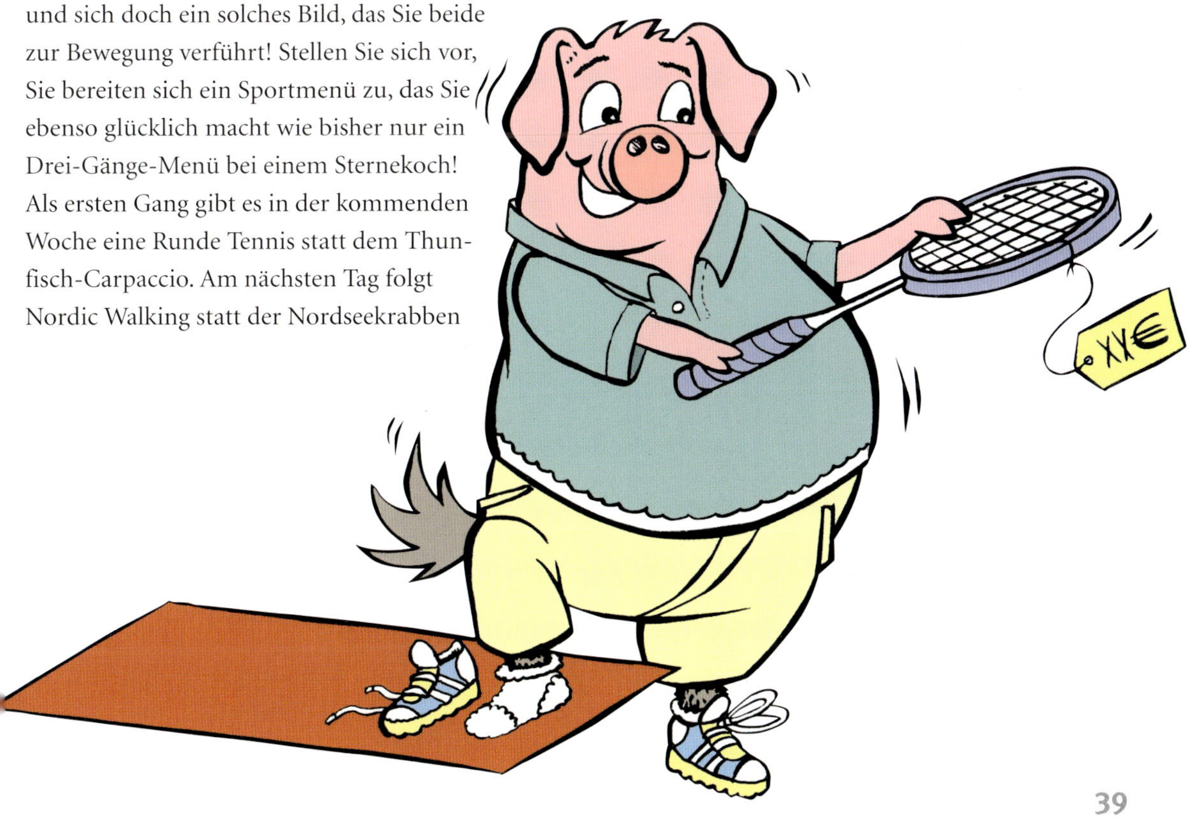

3

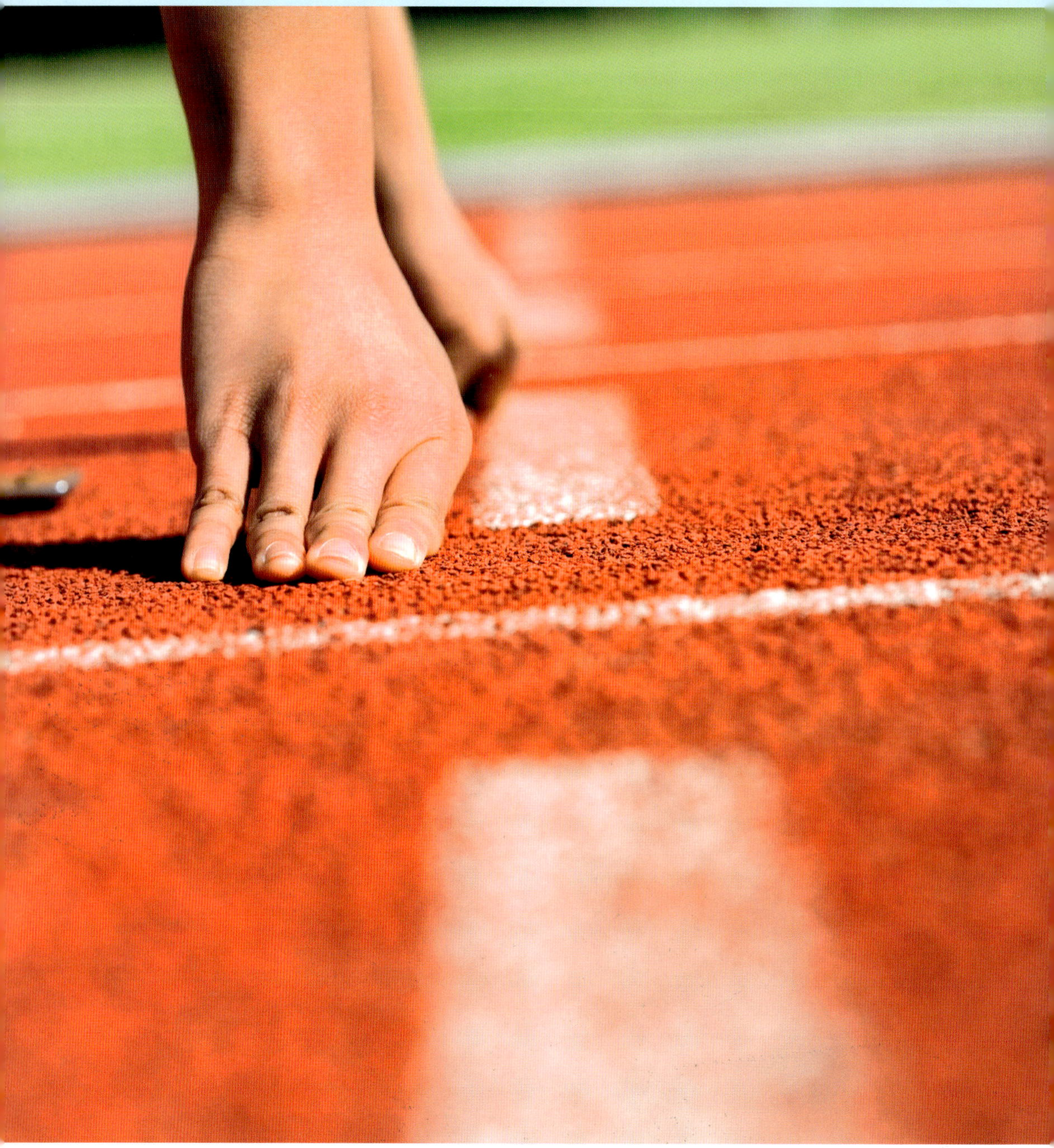

Starten Sie jetzt!

Sie haben noch Zweifel. Und doch, die Idee lässt Sie jetzt nicht mehr los: Wie wäre es, wenn Sie den Dreh finden würden? Wenn Sie sich wieder vitaler fühlen, mit mehr Lebensfreude und Lust durch den Alltag gehen könnten? Schon der Gedanke daran ist aufregend! Nutzen Sie die Begeisterung fürs spannende Unbekannte, um in Ihr neues Leben zu gelangen!

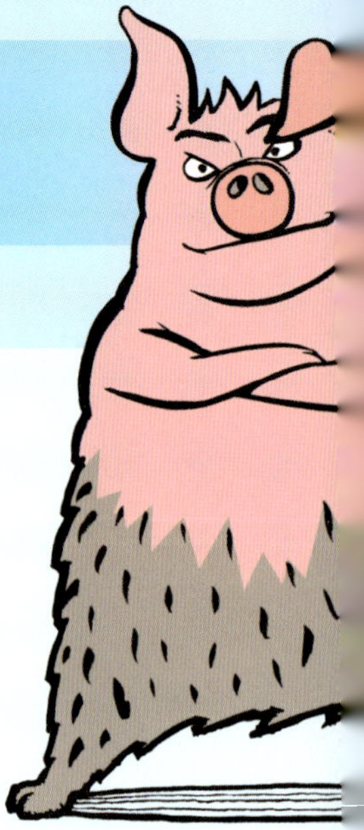

Auf die Plätze, fertig, los!

Jetzt stehen Sie tatsächlich am Start. Das ist eine gute Position. Vielleicht noch etwas ungewohnt. Sie haben es aber auf jeden Fall schon mal so weit geschafft, dass Sie ernsthaft beginnen. Sie können zufrieden mit sich sein. Selbst wenn auf den folgenden Stufen Rückschläge auftreten sollten, brauchen Sie nicht die Hoffnung zu verlieren: Sie haben die Chance, auch diese Herausforderungen souverän zu meistern!

Der Anfang ist schon die Hälfte vom Ganzen

Könnte es sein, dass Ihre alten Vorwände, nicht mit dem Sport anfangen zu können, immer kraftloser werden? Gehen vielleicht auch Ihrem Schweinehund gerade die Widerspruchsideen aus? Na, dann los! Die folgenden Seiten geben Ihnen die nötige Starthilfe.

Ein Tipp schon hier: Wenn Sie fürchten, allein nicht durchzuhalten, suchen Sie sich am besten gleich von Anfang an einen Sportpartner, der ebenso motiviert ist wie Sie.

Faustregeln für Sportneulinge

Wichtig ist, dass Sie von Anfang an stabile Grundlagen aufbauen. Es nützt nichts, wenn Sie eine schnelle Leistungssteigerung erzielen – diese kann auch genauso rasant wieder verschwinden. Besser ist es, kontinuierlich den Einsatz zu steigern. Die Devise lautet auch hier: Weniger ist mehr! Niemals

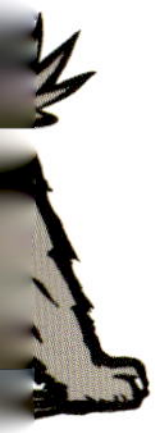

sollten Sie bei Ihrem Programm übertreiben und sich selbst überfordern. Eine Möglichkeit, gerade bei Ausdauersportarten den Überblick über Ihre Grenzen und Möglichkeiten zu behalten: Orientieren Sie sich an Ihrer Herzfrequenz.

Dazu gibt es einige recht einfache Richtlinien. Wer etwa im Ruhezustand – also ganz ohne jede Anstrengung – einen Puls von 60 Schlägen pro Minute hat, dessen Puls sollte im optimalen Fall beim Sport nicht über 149 Schläge pro Minute ansteigen. Eine andere Möglichkeit der Berechnung: Sie ziehen die Anzahl Ihrer Lebensjahre von 180 ab. Die Differenz sagt Ihnen ungefähr Ihre maximale Trainings-Herzfrequenz. Und eine noch viel einfachere Richtgröße: Sie dürfen beim Laufen nicht schnaufen müssen! Es ist alles im grünen Bereich, solange Sie während des Trainings problemlos atmen und im besten Fall eine leichte Unterhaltung führen können. Im Zweifel kann Ihr Arzt Ihnen weiterhelfen. Und da sind wir auch schon beim einzigen Punkt, den Sie als Grund für eine Trainingspause ernst nehmen sollten: Treiben Sie niemals Sport, wenn Sie krank sind. Wer Fieber hat, gehört ins Bett!

So fällt es leichter, am Ball zu bleiben

Beginnen Sie mit Ihren Trainingseinheiten nicht unter Stress und Zeitdruck. Wenn Sie nämlich so starten, hat Ihr innerer Schweinehund das Sagen. Und er wird Gründe finden, warum Sie sofort aus dem Programm aussteigen müssen. Entwickeln Sie deshalb beim Sport gerade am Anfang keinen falschen Ehrgeiz, allzu leicht könnten Sie sich dann auch verletzen. Und bitte rechnen Sie nicht gleich in der ersten Woche mit fühlbaren positiven Wirkungen. Ein verbesserter Blut-

Bangemachen gilt nicht!

Ihr innerer Schweinehund zerrt nun schon heftiger an Ihrem Entschluss zum Sport. Und er weiß, welche Argumente er zu gegebener Zeit aus dem Hut zaubern kann: »Man braucht nur einmal verletzt oder krank zu sein, schon ist die gesteigerte Leistungsfähigkeit dahin, und man muss nach der eingelegten Zwangspause wieder von vorn anfangen.« Argumente kann man sich aber auch zurechtbiegen – und so tut es Ihr innerer Schweinehund auch hier. Sie müssen nämlich wissen: Den Nullpunkt erreichen Sie nach einem krankheitsbedingten Trainingsausfall nur wieder, wenn Sie schon von Anfang an ein viel zu hohes Tempo vorgelegt hatten. Der Erfolg eines langsam und kontinuierlich aufgebauten Ausdauertrainings geht nie ganz verloren, auch wenn man mal über längere Zeit in den »Ruhestand« gehen muss.

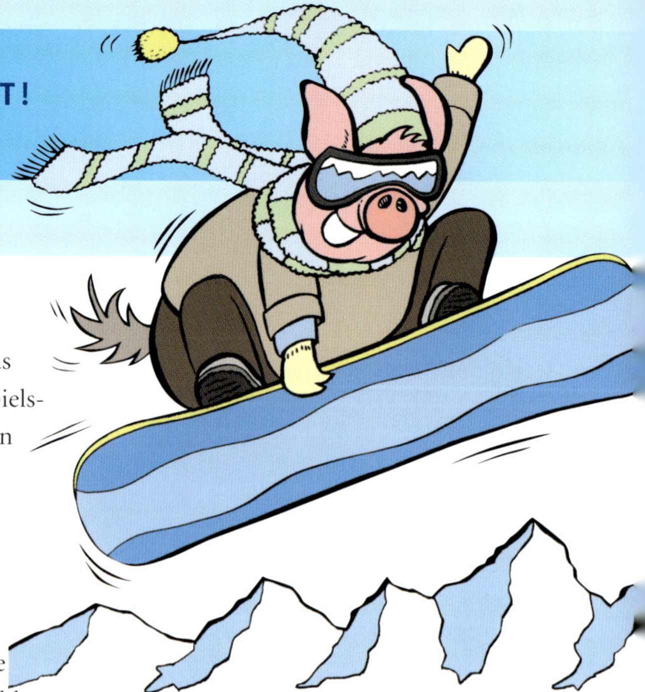

druck zeigt sich erst nach Wochen, und das so genannte Runner's High, bei dem beispielsweise Läufer das Gefühl haben, sie könnten direkt losfliegen, erleben vor allem fortgeschrittene Sportler.

Der Glücks-Kick

Auch wenn Ihr innerer Schweinehund nach wie vor meutert und die ungewohnte Bewegung sich noch fremd im Alltag anfühlt, haben Sie jetzt die Chance zur Begeisterung auf Ihrer Seite! Es macht einfach Spaß! Warum das so ist? Forscher haben herausgefunden, dass unser Gehirn völlig aus dem Häuschen ist, wenn es mit etwas Neuem zu tun hat. Bei einer neuen Liebe werden körpereigene Opiate freigesetzt, und es entsteht ein Hochgefühl, die so genannten Schmetterlinge im Bauch. Aber auch ungewohnte Sporterlebnisse führen zur Ausschüttung von Dopamin, einem Neurotransmitter, der Lust macht und motivierend wirkt (siehe Interview auf Seite 12).
Voraussetzung dafür ist aber, dass wenigstens ein Teil des Neuen vertraut erscheint. Denn Menschen nehmen normalerweise nur das wahr, was ihnen wenigstens in einigen Details bekannt ist. Also: Nur wer innerlich bereit ist, sich dem Außergewöhnlichen zu stellen, wird für neue Impulse empfänglich sein.
Jetzt, wo Sie sich bewusst entschieden haben, Ihren Alltagstrott zu beenden und sich durch ein Fitness-Programm einen neuen Kick zu geben, wird es bei der Dopamin-Ausschüttung Überstunden geben. Ein kleiner Glückstipp dazu: Kommen Sie auf Abwege vom Alltag! Entdecken Sie in Ihrer Umgebung neue Wege, lassen Sie Ihr Auto stehen und erkunden Sie die Welt zu Fuß. Sie durchbrechen damit Ihre Routine, und zugleich setzen Sie sich in Bewegung. Und denken Sie daran: Sie müssen nicht Ihr gesamtes weiteres Leben nur joggen oder Rad fahren. Probieren Sie immer mal wieder neue Sportarten aus (Tipps und Ideen finden Sie ab Seite 89), denn das ewig Gleiche kann einen auf Dauer sehr langweilen.
Sie können auch Abwechslung in Ihr Programm bringen, indem Sie jede Woche ein neues Sportfoto aus der Zeitung an Ihrem Kühlschrank anbringen, das Sie in gute Laune versetzt. Das kann die Abbildung eines Joggers an einem sonnigen Stand sein, das Foto von einer Radstrecke durch blühende Rapsfelder oder wilde Snowboarder im glitzernden Schnee.

Ihr Startprogramm

Wie könnte nun ein gutes Programm für den Einstieg aussehen? Auf den folgenden Seiten finden Sie Vorschläge dazu! Grundsätzlich kann man sagen: Es sollte ein guter Mix von allem sein, so dass Sie in puncto Ausdauer, Kraft und Beweglichkeit gleichermaßen in Schwung kommen. Und es ist wichtig, dass Sie Ihren inneren Schweinehund zähmen, indem Sie den Überblick behalten – mit unserem Fitness-Tagebuch gelingt das!

Für ein Einsteigerprogramm ist ein ausgewogener Bewegungs-Mix perfekt. Zu diesem gehören: Kleine Einheiten zur Grundfitness (siehe ab Seite 50), Ausdauereinheiten (ab Seite 58 sowie weitere geeignete Sportarten ab Seite 89) und ein leichtes Krafttraining (ab Seite 64). Für ein Fitnessprogramm, das sichtbar und fühlbar wirken soll, müssen Sie um einiges intensiver Sport treiben. Es reicht nicht aus, nur etwas bewegter als bisher durch den Alltag zu gehen, öfter mal die Treppe statt den Fahrstuhl zu benutzen oder ab und an mal zu Fuß zu gehen. Klar ist es wichtig, täglich häufiger und konsequenter zu Fuß unterwegs zu sein, aber das sollte parallel zu Ihrem Fitnessprogramm geschehen! Es kann durchaus auf lange Sicht Ihre Kondition zusätzlich stärken und sinnvoll sein, weil Sie diese »kleinen« Aktivitäten nutzen können, um sich und Ihren inneren Schweinehund für die größeren Sporteinheiten zu motivieren!

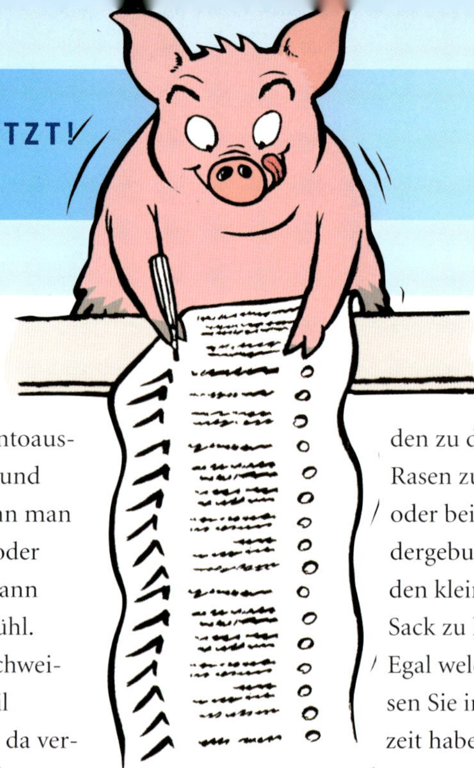

Das Fitness-Tagebuch

Schauen Sie auch so gern auf Ihre Kontoauszüge, wenn Geld auf Ihrem Konto ist und sich dort jeden Monat vermehrt? Wenn man in irgendeiner Form etwas Erspartes oder eine Leistung dokumentieren kann, dann gibt einem das ein wirklich gutes Gefühl. Das beeindruckt sogar den inneren Schweinehund: Es kann sich sicher und stabil anfühlen und Sie zufrieden machen – da verzichtet er immer lieber auf Sabotageakte! Überlegen Sie sich also auch ein System, mit dem Sie Ihr sportliches Engagement erfassen können. Eine Idee dazu ist unser Fitness-Tagebuch: Sie finden auf Seite 49 ein Beispiel dafür, wie eine Seite in Ihrem sportlichen Tagebuch aussehen könnte.

So sammeln Sie Bonuspunkte

Damit Ihr innerer Schweinehund zufrieden auf sein Konto blicken kann, sollten Sie wirklich jede kleinste Bewegungseinheit, die Sie neu in Ihr Leben aufnehmen, mit den entsprechenden Punkten bewertet in Ihr Fitness-Tagebuch eintragen: Dazu zählt jedes Treppensteigen, jeder Fußweg, mit dem Sie eine Autofahrt ersetzen, jede zusätzliche Fahrradfahrt, selbst wenn Sie nur kurz zum Kiosk radeln, um sich Ihre Sonntagszeitung zu holen. Vielleicht motiviert Ihr Konto Sie auch, öfter mal am Wochenende eine Wanderung mit Ihrer Familie oder mit Freunden zu unternehmen, im örtlichen Hallenbad ein paar Runden zu drehen, den Rasen zu mähen oder bei einem Kindergeburtstag mit den kleinen Gästen Sack zu hüpfen. Egal welche Interessen Sie in Ihrer Freizeit haben, alles lässt sich mit Bewegung verbinden: Selbst Kulturgenuss kann sportliche Aktivitäten einschließen, etwa wenn Sie den Turm einer Kirche besteigen, den Sie früher vielleicht gemieden hätten. So reiht sich ein Punkt nach dem anderen in Ihr Tagebuch. Plötzlich merken Sie, dass Sie Ihre Freizeit auch mal ganz anders, viel aktiver, verbringen können – und Ihr Bonussammeln Sie ganz heimlich und nebenbei zum Sportler macht. Und auch Schweinehunde kann man damit beeindrucken, weil sie sich gern mit Titeln und Medaillen schmücken.

... und so belohnen Sie sich!

Beim Fliegen müssen Sie eine bestimmte Anzahl von Meilen sammeln, um beispielsweise umsonst eine Flugreise antreten zu können. Betrachten Sie Ihr Fitnesskonto nicht anders: Sie sammeln Punkte mit sportlichen Aktionen – und belohnen sich auch mit solchen. Haben Sie etwa 100 Aktivsterne oder 30 Fitnesspunkte gesammelt, melden

Sie sich für eine kostenlose Stunde in einem Fitness- oder Tanzstudio an. Vielleicht probieren Sie auch auf diese Art ganz neue Dinge aus, die Sie schon immer einmal interessiert haben – und die Sie sich vielleicht bisher nicht gegönnt oder nicht zugetraut haben? Sie wollten schon immer mal fechten? Sicher gibt es auch hierfür eine Probestunde. Und vielleicht fängt auch Ihr Schweinehund Feuer, wenn es ans Tangotanzen, Fechten oder Thai-Boxen geht!

Sie waren noch fleißiger? Bei 150 Aktivsternen oder 50 Fitnesspunkten könnten Sie es wie Hape Kerkeling halten und sagen: »Ich bin dann mal weg.« Sie müssen ja nicht gleich eine Reise auf dem Jakobsweg antreten, aber ein verlängertes Wochenende, bei dem Sie zwei Tage zu Fuß zu einem schönen Ziel unterwegs sind, öffnet neue Horizonte und macht Lust auf mehr Bewegung.

Achten Sie darauf, dass Ihr Schweinehund Schritt hält ...

Schweinehunde lieben kleine Schritte. Haben Sie gerade kalte Füße bekommen, als Sie sich Ihre Planung im Fitness-Tagebuch oder auf Ihren vier Zetteln (siehe Kasten) angesehen haben? Ihr Schweinehund versucht immer wieder, Ihren guten Vorsatz zu vereiteln? Dennoch: Sie haben sich entschlossen, und Sie können es schaffen. Das A und O sind angemessene Ziele, die Sie und Ihren Schweinehund begeistern und nicht verschrecken!

Super Zettelwirtschaft

Eine Startidee, die sich erst einmal gemütlich anhört: Setzen Sie sich in Ihren Lieblingssessel, ganz bequem, mit einem Stift, vier leeren Zetteln und einer Schreibunterlage. Wie bei »Stadt, Land, Fluss« notieren Sie oben links »1. Woche«, dann folgen die sieben Wochentage. Stellen Sie sich einen Trainingsplan mit Übungen zu Grundfitness, Ausdauer- und Kraft-Workout zusammen. Hören Sie nicht nach der ersten Woche auf, sondern benutzen Sie auch die nächsten drei Zettel, auf denen Sie Ihr Programm ein wenig steigern. Wenn Sie alles schwarz auf weiß stehen haben, ist es von der Vorstellung zum konkreten Handeln nur ein kleiner Schritt.

Ihr innerer Schweinehund wird es sich nicht nehmen lassen, auf dem Tisch herumzutanzen oder auf der Armlehne des Sessels, um Sie von diesem Vorhaben abzubringen. Ein Sonnenbad im Liegestuhl könnte schöner sein, wird er Ihnen eindringlich zu verstehen geben.

Dieser Versuchung dürfen Sie auch nachgeben, sobald auf Ihren vier Zetteln etwas steht. Denken Sie daran, es geht nicht um ein Entweder-Oder. Leben ist erst dann aufregend, wenn man viele Dinge miteinander vereinbaren kann.

Der große Fitness-Plan

Einen Plan haben Sie jetzt schon gemacht? Gut so. Sie wissen also, wie oft Sie trainieren wollen (siehe Legende auf dieser Seite), die Ideen zur Fitness stehen vielleicht auf Ihren vier Zetteln: Jetzt übertragen Sie diese auch gleich in Ihren Terminkalender. So bekommen sie eine ähnlich wichtige Bedeutung wie ein Business-Meeting oder eine Kinoverabredung. Am besten, Sie entscheiden sich für feste Tage, auf diese Weise können Sie die restliche Woche für Ihre Abendtermine besser planen. Und bitte lassen Sie dabei (gerade in der Startphase) keine Ausnahmen zu. Sonst tappen Sie allzu leicht in die Ausnahmefalle, die bei vielen im »Schweinehunde-Dreisatz« endet: »Ausfallen lassen, schleifen lassen, sein lassen.«
Sind Sie beide doch mal eingeknickt, dann müssen Sie im Kopf behalten, dass der Termin nachgeholt werden muss; und zwar noch in derselben Woche.

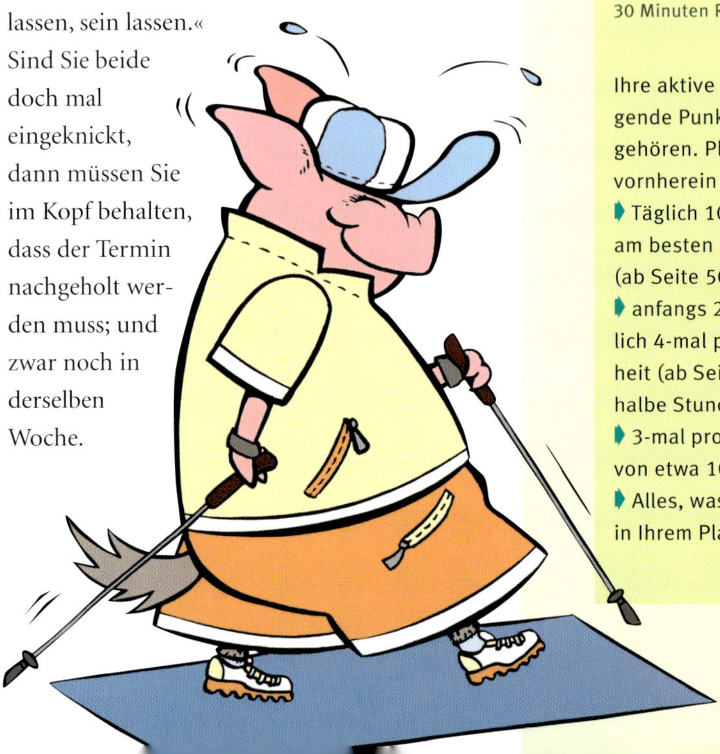

FITNESSPUNKTE

GESCHAFFT	FITNESSPUNKTE
10 Minuten Grundfitness	●
Ausdauereinheit	● ● ●
Krafttraining	●

AKTIVSTERNE

GESCHAFFT	AKTIVSTERNE
2 Stunden Wandern	❄ ❄ ❄ ❄
1 km Weg zu Fuß gegangen	❄
1 km Weg mit dem Fahrrad zurückgelegt	❄
2-mal Treppensteigen in den dritten Stock	❄
30 Minuten Rasenmähen	❄ ❄

Ihre aktive Woche enthält ab sofort folgende Punkte, die zu Ihrem Programm gehören. Planen Sie diese Termine von vornherein fest in Ihre Woche ein:

- Täglich 10 Minuten Grundfitness – am besten immer gleich am Morgen (ab Seite 50)!
- anfangs 2-mal, später 3-mal, schließlich 4-mal pro Woche eine Ausdauereinheit (ab Seite 58) – jeweils etwa eine halbe Stunde.
- 3-mal pro Woche ein Kraft-Workout von etwa 10 Minuten (ab Seite 64).
- Alles, was Sie sonst noch an Bewegung in Ihrem Plan unterbringen, ist ein Plus!

IHR FITNESS-TAGEBUCH

Uhr	Montag	Dienstag	Mittwoch	Donnerstag	Freitag	Samstag	Sonntag
07	*10 Minuten Grundfitness*	*10 Minuten Grundfitness*	*10 Minuten Grundfitness*	*10 Minuten Grundfitness*	*10 Minuten Grundfitness*		
08						*10 Minuten Grundfitness*	
09							*10 Minuten Grundfitness*
10							
11							
12							
13							
14							*Raum für andere Termine*
15						*Raum für andere Termine*	
16							
17							
18		*Raum für andere Termine*		*Raum für andere Termine*			
19	*Lauf-Geh-Einheit oder Biken*		*Krafttraining*		*Lauf-Geh-Einheit oder Biken*		
20							
21							
22							

Der Mini-Blitzstart für Ihre Grundfitness

Ein guter Einstieg in Ihr neues Sportleben ist dieser Slow-Start: Ein Workout von etwa 10 Minuten, das Sie eine Woche lang konsequent jeden Morgen durchführen. Sie werden sehen: Binnen einer Woche fühlen Sie sich so fit, dass Sie genug Mut entwickelt haben, um mit einem umfangreicheren Trainingsprogramm zu starten. So betreiben Sie eine Politik der kleinen Schritte und schützen sich vor Rückschlägen.

Beginnen Sie den Morgen gleich aktiv – das stellt die Weichen für den ganzen Tag, und wenn es nicht zu viel ist, wird Ihr Schweinehund auch kaum widersprechen! Starten Sie mit zehn Minuten Bewegung – und eh Sie beide es sich versehen, haben Sie es geschafft! Dieses Einsteigerprogramm bringt Sie in Schwung, lässt Sie die Freude an der Bewegung spüren … und so auch Lust auf mehr bekommen!

Sie brauchen: Handtuch, Matte, Decke oder andere Unterlage. Für die Übung Nr. 4 (die Handtuch-Hantel) noch ein Handtuch extra.

Programm zur Grundfitness

Sie können so das Gefühl genießen, sich gleich am Morgen schon überwunden zu haben und das erste Mal am Tag triumphiert zu haben. Und Sie nutzen das Sicherheitsbedürfnis Ihres Schweinehundes: Innerhalb von drei bis sechs Wochen kann man eine Gewohnheit etablieren (siehe ab Seite 74). Beginnen Sie mit der Startübung: Sie bewegen sich etwa drei Minuten auf der Stelle, dann folgen drei Übungen aus dem Programm (siehe Plan Seite 57). Jede Trainingseinheit endet mit einer Entspannungsübung.

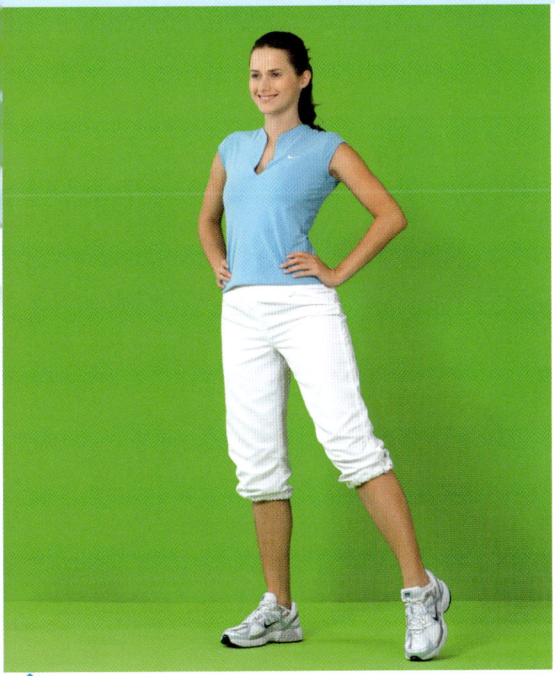

Übung 2: Ausfallschritt

- Aufrecht stehen, die Füße sind hüftbreit voneinander entfernt, und die Arme hängen locker an den Seiten herab.
- Führen Sie nun das linke Bein in einem großen Ausfallschritt nach hinten, die Arme gleichzeitig über Kreuz zur Brust (siehe Bild).
- Kurz halten, dann ziehen Sie das Bein wieder nach vorn, öffnen gleichzeitig die Arme zur Seite und bleiben kurz stehen. Dann die gesamte Bewegung auch mit dem rechten Bein durchführen.
- Wiederholen Sie den Ausfallschritt nach hinten insgesamt mit jedem Bein 12-mal.

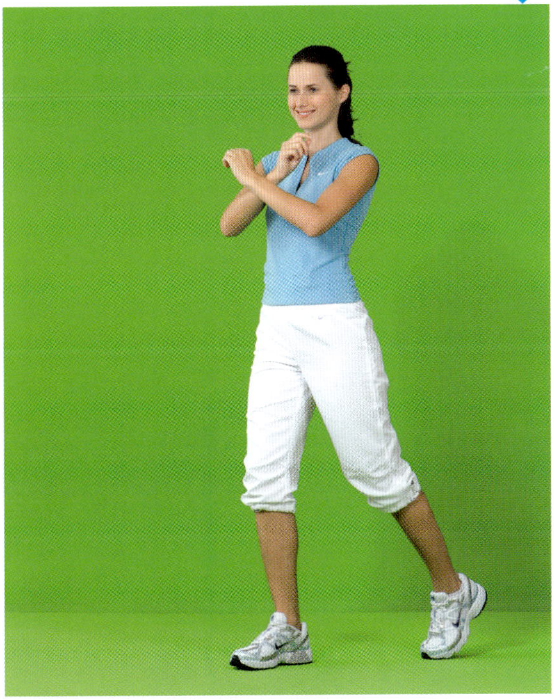

Übung 1: Start!

- Wenn Sie sich besonders gern zu Musik bewegen, legen Sie jetzt einen Song auf, der Sie und Ihren inneren Schweinehund in Schwung bringt!
- Finden Sie Ihren Rhythmus, indem Sie einige Sekunden lang dazu marschieren.
- Nun die Hände locker in die Taille legen, ein Bein zur Seite strecken und mit der Fußspitze kurz auf den Boden tippen (siehe Bild).
- Bewegen Sie den Fuß wieder zurück und wiederholen Sie es gleich mit dem anderen Fuß. Tippen Sie abwechselnd weiter mit den Füßen zur Seite.
- Machen Sie etwa drei Minuten weiter, um richtig in Schwung zu kommen.

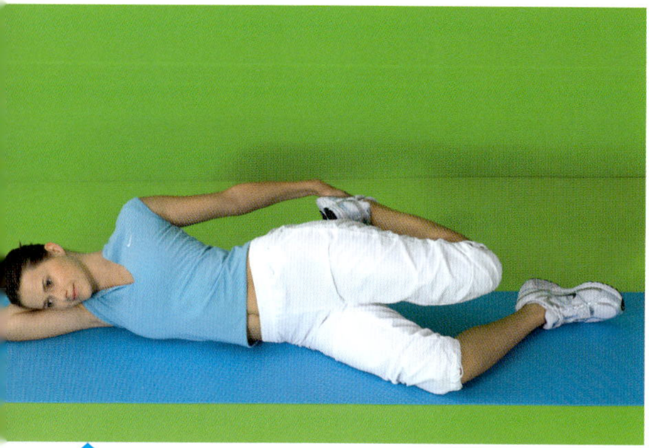

Übung 3: Genüssliches Strecken

- Sie liegen in Seitenlage auf Ihrer Unterlage, die rechte Körperseite am Boden. Winkeln Sie den rechten Arm unter dem Kopf an, so dass Sie den Kopf darauf ablegen können. Ihr rechtes Bein ist vor dem Körper gebeugt, um ihn zu stabilisieren.
- Führen Sie nun den linken Arm nach hinten, ebenso den linken Fuß. Umfassen Sie den Fuß mit der linken Hand und ziehen Sie dann Ihr Bein leicht nach oben und hinten. Drücken Sie dabei die Ferse in Richtung Po (siehe Bild).
- Halten Sie die Dehnung etwa 20 Sekunden lang, dann auf die andere Seite drehen und wiederholen.

Übung 4: Handtuch-Hantel

- Aufrecht stehen, die Füße sind hüftbreit voneinander entfernt. Sie halten mit beiden Händen die Enden eines Handtuchs. Greifen Sie dieses vor dem Körper etwas mehr als schulterbreit.
- Die Arme nun nach oben führen, bis sie gestreckt über dem Kopf sind. Wichtig: Die Schultern bleiben locker und werden nicht nach oben gezogen.
- Jetzt die Arme so beugen, dass Sie das Handtuch hinter dem Kopf nach unten führen (siehe Bild). Kurz halten, dann die Arme wieder strecken.
- »Stemmen« Sie die Handtuch-Hantel insgesamt 12-mal.

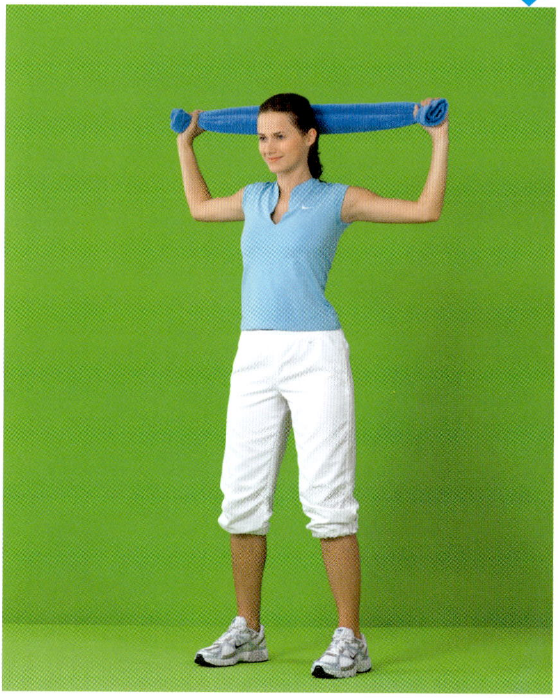

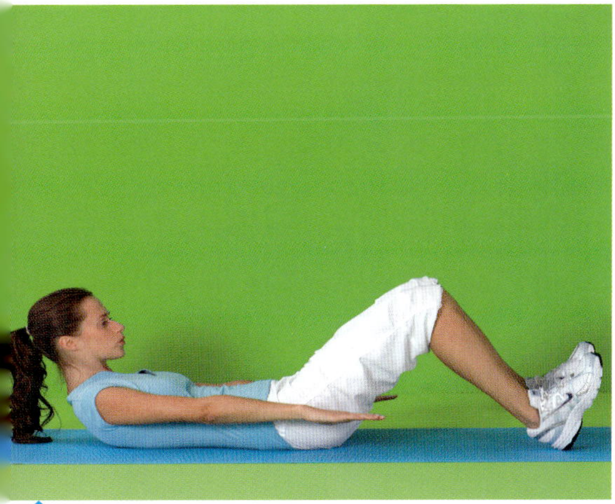

Übung 5: Crunch für einen straffen Bauch

- Sie liegen ausgestreckt in Rückenlage auf Ihrer Unterlage, die Arme liegen seitlich neben dem Körper. Nun die Knie beugen und die Fersen auf den Boden stellen, so stabilisieren Sie den Körper. Gleichzeitig die Arme gestreckt neben dem Körper anheben.
- Jetzt spannen Sie die Bauchmuskeln an, während Sie langsam den Oberkörper nach oben schieben. Die Schultern werden vom Boden wegbewegt (siehe Bild). Sie blicken auf Ihre Knie.
- Halten Sie kurz inne, dann führen Sie den Oberkörper langsam wieder in die Ausgangsposition zurück. Um den Nacken zu stabilisieren, können Sie auch eine Hand hinter den Kopf nehmen.
- Wiederholen Sie den gesamten Bewegungsablauf insgesamt 12-mal.

Übung 6: Lifting

- Setzen Sie sich auf Ihre Unterlage, die Hände sind hinter dem Körper aufgestützt, die Finger zeigen nach vorn. Nun die Beine anwinkeln.
- Die Arme leicht beugen und den linken Fuß anheben. Das linke Bein nach vorn strecken und wieder beugen – insgesamt 10-mal (siehe Bild). Danach Beinwechsel und die Übung mit dem rechten Bein ausführen.
- Den gesamten Bewegungsablauf auf jeder Seite noch 2-mal wiederholen.

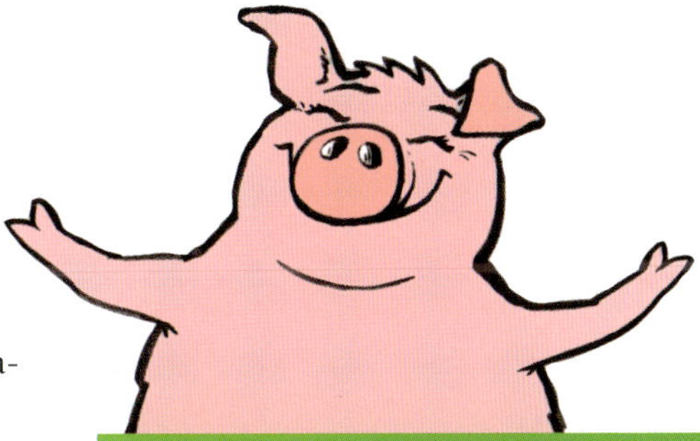

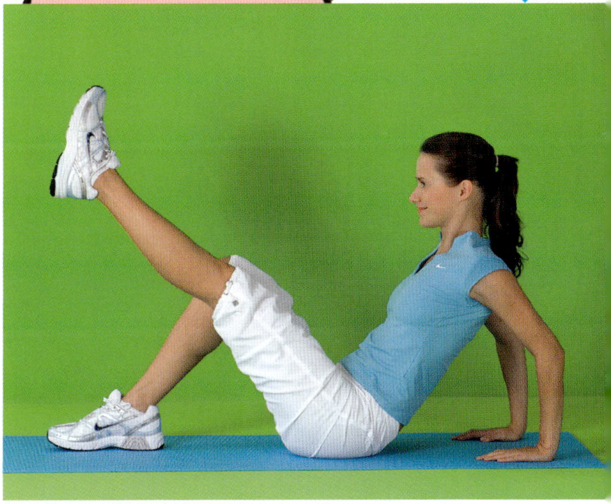

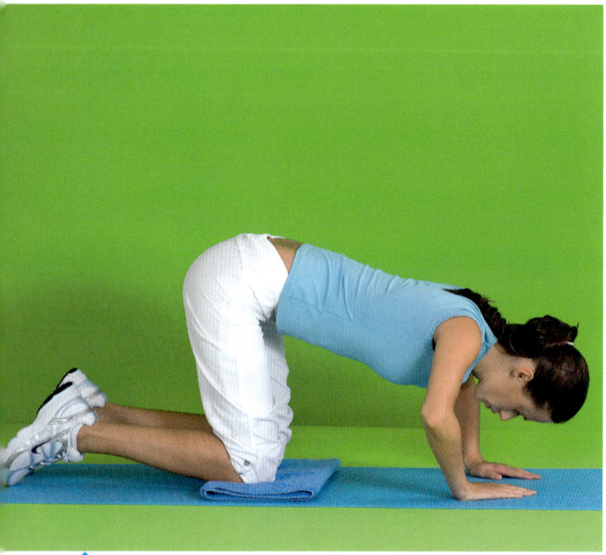

Übung 7: Halber Liegestütz

- Gehen Sie auf Ihrer Unterlage in den Vierfüßlerstand. Sie können zusätzlich ein zusammengefaltetes Handtuch unter Ihre Knie legen, um diese zu schonen. Den Kopf halten Sie gerade in Verlängerung Ihrer Wirbelsäule, den Blick richten Sie zum Boden.
- Bevor Sie mit der Übung beginnen, spannen Sie die Muskeln von Bauch, Rücken, Schultern und Oberschenkeln ganz bewusst leicht an.
- Jetzt die Ellbogen langsam beugen und den Oberkörper nach unten senken (siehe Bild), kurz halten, dann in gleichmäßiger Bewegung wieder nach oben drücken.
- Wiederholen Sie den Bewegungsablauf insgesamt 12-mal.

Übung 8: Beinwippe

- Legen Sie sich auf den Rücken, die Beine zuerst aufstellen, dann rechtwinklig gebeugt anheben. Die Arme etwas vom Körper entfernt auf dem Boden ablegen.
- Nun die gebeugten Beine – mit den Knien zuerst – im Bogen zur Seite bis kurz über den Boden führen (siehe Bild). Führen Sie die Bewegung ganz langsam und bewusst aus. Bringen Sie die Knie so nahe wie möglich zum Boden; kurz halten.
- Anschließend führen Sie beide Beine ohne Schwung zurück über die Mitte und neigen sie nun zur anderen Seite.
- Wiederholen Sie den gesamten Bewegungsablauf abwechselnd zu jeder Seite insgesamt 12-mal.

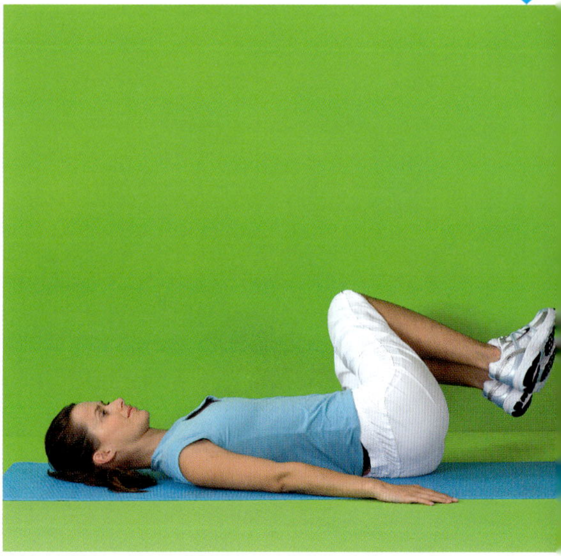

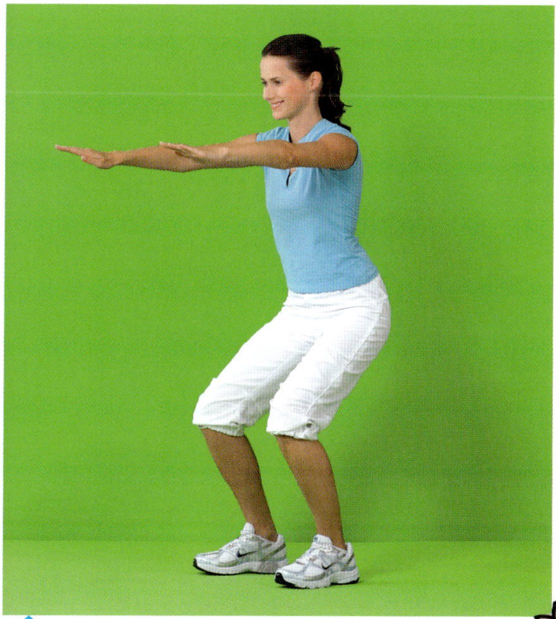

Übung 10: Po heben

- In der Rückenlage winkeln Sie die Knie an und stellen die Füße flach auf den Boden. Die Arme liegen locker an Ihrer Seite.
- Heben Sie den Po nach oben – die Schulterblätter bleiben am Boden – und ziehen Sie die Gesäßmuskeln zusammen. Halten Sie diese Position zehn Sekunden und senken dann den Po wieder zum Boden.
- Wiederholen Sie die Übung insgesamt 4-mal.

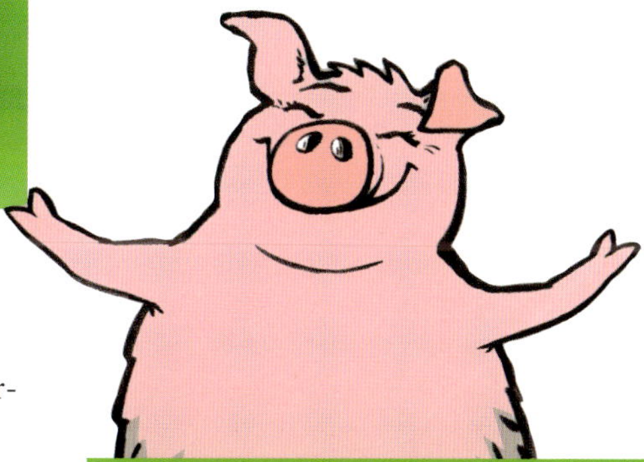

Übung 9: Power für Oberschenkel, Po und Rücken

- Sie stehen aufrecht, die Füße sind schulterbreit voneinander entfernt.
- Führen Sie den Po langsam schräg nach hinten und beugen Sie dabei die Knie – so als würden Sie sich auf einen Stuhl setzen wollen. Gleichzeitig heben Sie beide Arme nach vorn, so dass sie etwa auf Schulterhöhe nach vorn ausgestreckt sind (siehe Bild).
- Richten Sie sich wieder auf und kneifen Sie die Gesäßmuskeln zusammen, die Knie bleiben jedoch ganz leicht gebeugt, bitte nicht durchdrücken!
- Wiederholen Sie den gesamten Bewegungsablauf insgesamt 12-mal.

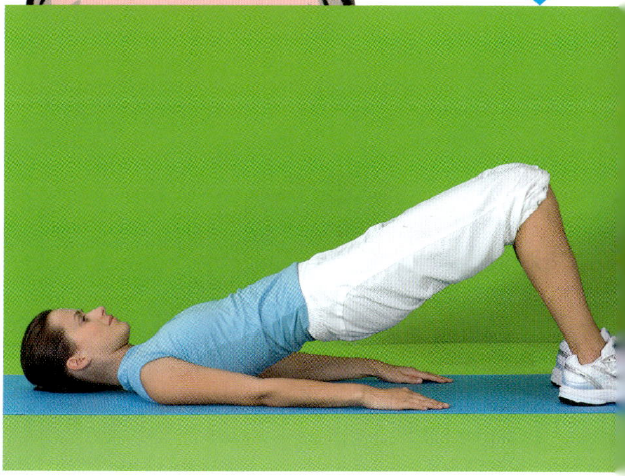

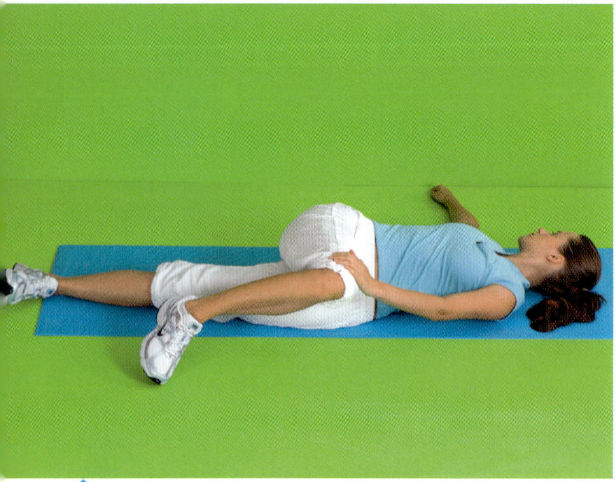

Übung 11: Entspannen – Variante 1: Sanfte Drehung

- Sie liegen in Rückenlage, beide Beine sind lang ausgestreckt, die Arme liegen locker neben dem Körper.
- Heben Sie das rechte Bein in Richtung Brust, fassen Sie mit der linken Hand das rechte Knie und drücken Sie es sanft über das linke Bein in Richtung Boden. Die rechte Schulter bleibt dabei möglichst unten.
- Nun den Kopf nach rechts drehen (siehe Bild). Halten Sie die Spannung, ohne sich zu verkrampfen. Nach etwa 15 Sekunden die Seite wechseln.
- Wiederholen Sie diese Übung abwechselnd 2-mal nach jeder Seite und atmen Sie dabei ruhig weiter.

Übung 12: Entspannen – Variante 2: Lang ausgestreckt

- Sie liegen in Rückenlage auf Ihrer Matte oder Decke, beide Beine sind lang ausgestreckt. Nun führen Sie die Arme über den Kopf und strecken sie so weit Sie können, bis in die Fingerspitzen.
- Die Beine ebenfalls strecken – beide Fersen schieben sich nach unten (siehe Bild). Tief einatmen, dann beim Ausatmen alle Spannung im Körper lösen.
- Halten Sie diese bewusste Entspannung und gleichzeitige Streckung des gesamten Körpers etwa 15 Sekunden lang.
- Diese Übung 5-mal wiederholen und dabei ruhig in den Bauch atmen.
- Mit Ausatmen und bewusster Entspannung aller Muskeln das Programm für heute beenden.

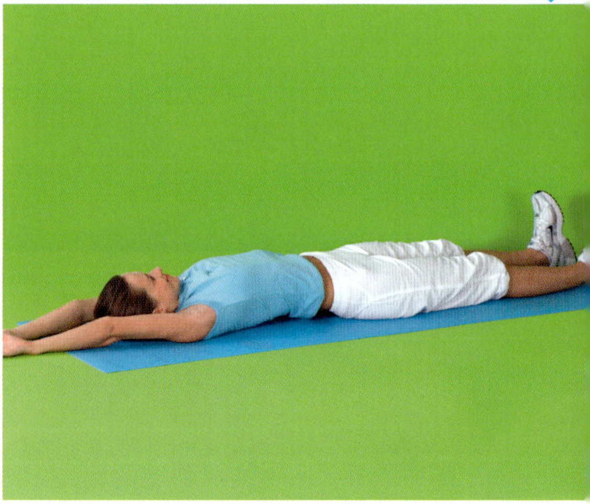

AUF EINEN BLICK – IHR WOCHENPLAN

Alles für die Basis-Fitness!

Investieren Sie jeden Tag nur wenige Minuten – und Sie werden den belebenden Effekt sehr schnell spüren! Eine Übungseinheit enthält stets die Startübung (siehe Seite 51), dann drei Übungen aus dem Programm und abschließend eine der beiden Entspannungsübungen (siehe linke Seite). Sie können sich natürlich auch selbst aus den Übungen auf den vorherigen Seiten Ihr ganz individuelles »Lieblingsprogramm« zusammenstellen. Wichtig ist, dass Sie auch immer wieder Abwechslung in Ihr Training bringen, um wirklich alle Muskeln zu fordern. Einen Vorschlag, wie ein optimaler Plan für eine Woche aussehen könnte, finden Sie in der kleinen Tabelle unten.

ÜBUNGSPLAN

Tag	Ihr Übungsprogramm heute:				
1	**Start**	2 (Seite 51)	3 (Seite 52)	4 (Seite 52)	**Entspannen!**
2	**Start**	2 (Seite 51)	4 (Seite 52)	5 (Seite 53)	**Entspannen!**
3	**Start**	5 (Seite 53)	6 (Seite 53)	3 (Seite 52)	**Entspannen!**
4	**Start**	7 (Seite 54)	2 (Seite 51)	6 (Seite 53)	**Entspannen!**
5	**Start**	7 (Seite 54)	5 (Seite 53)	8 (Seite 54)	**Entspannen!**
6	**Start**	3 (Seite 52)	9 (Seite 55)	10 (Seite 55)	**Entspannen!**
7	**Start**	*	*	*	**Entspannen!**

* **Für das heutige Programm kombinieren Sie einfach die drei Übungen aus dem Programm, die Ihnen den größten Spaß gemacht haben.**

Alles für Ihre Ausdauer

Mit diesem Training beginnt jeder Sportler seine Fitnesskarriere. Sie werden nach einiger Zeit schon begeistert sein, welche Fitness-Basis Sie damit aufbauen können! Und auch Ihr Schweinehund wird immer zahmer dabei, denn es wird Ihnen beiden zunehmend Spaß machen. Das Motto des so genannten Grundlagenausdauertrainings lautet: Keine körperlichen Grenzgänge – trainieren Sie langsam, dafür lieber so lange wie möglich.

Erste Stufe: das Grundlagenausdauertraining

Ganz am Anfang müssen Sie mit Ihrem Schweinehund rechnen: Er war lange ein unbewegtes Leben mit Ihnen gewöhnt, nun wird er aufgeschreckt! Die Begeisterung am Neuen wird Sie zwar einerseits jetzt auch beim Ausdauertraining pushen, aber ebenso hat das Neue einen Haken: Es ist noch nicht fest in Ihrem Leben verankert, Sie und Ihr innerer Schweinehund müssen sich daran gewöhnen. Deshalb behalten Sie im Hinterkopf: Messbare Erfolge können Sie innerhalb eines Monats erreichen, vorausgesetzt, Sie absolvieren mindestens vier kleine Trainingseinheiten pro Woche.

Für die Ausdauer: So beginnen Sie

Das Laufen ist praktisch der Klassiker unter den Ausdauersportarten. Es hat den Vorteil, dass es praktisch jeder und überall tun kann, ohne aufwendige Vorbereitung, Anmeldung in einem Studio oder der Notwendigkeit von umfangreichem Zubehör ... Achten Sie lediglich auf geeignete Schuhe (siehe Kasten Seite 60). Und wenn Sie sehr gut ausgerüstet sein wollen, ist die Anschaffung eines Pulsmessers eine gute Idee.

Durchhalten mit der Vierer-Regel

Und so geht's los: Beim Laufen gilt die so genannte Vierer-Regel – vier Schritte lang einatmen, vier Schritte ausatmen. Wer das über zehn Minuten hinbekommt, ohne außer Atem zu geraten, der ist automatisch im richtigen Trainingsbereich. Wenn Sie ganz sicher gehen wollen, trainieren Sie mit einem Pulsmesser. Wichtig: Viele Menschen verfügen über eine gewisse Grundfitness (die vielleicht durch Yoga oder regelmäßiges Segeln gehalten wird) und überspringen dieses manchmal als langweilig empfundene lockere Dahintraben – oft mit fatalen Folgen. Die Muskeln lernen nicht, Fett zu verbrennen. Das lernen sie nur durch das Grundlagentraining. Auch wer gar nicht abnehmen möchte, sollte auf der Stufe 1 beginnen, damit gefährliches Cholesterin und andere Fette aus dem Blut verbrannt werden. Häufig misst man bei Freizeitsportlern eine gute Leistungsfähigkeit, aber die Energie für diese wird allein aus den Kohlenhydraten bezogen. Schade eigentlich. Denn die Risikofaktoren für Herzinfarkt und Schlaganfall werden dadurch leider nicht bekämpft. Äußerlich

Die Nordic-Variante

Gut geeignet als Einstiegsdisziplin für absolute Anfänger ist übrigens Nordic Walking. Auch bei Gelenkproblemen, Übergewicht oder für ältere Sportstarter ist die Nordic-Disziplin eine gute Option. Anfangs war es ungewohnt, die aus dem Skisport bekannten Stöcke zu jeder Jahreszeit in Aktion zu sehen, aber seit dieser Sport mit zwei Stöcken zum Trend geworden ist, trauen sich immer mehr Menschen, es auch auszuprobieren. Für die richtige Technik (siehe auch Literaturtipps, Seite 124) sollten Sie sich unbedingt einen Kurs gönnen. Häufig sieht man Nordic Walker, die ihre Stöcke falsch greifen – das kann Unfälle begünstigen, vor allem aber verschenken Sie auch den positiven Trainingseffekt, den diese Sportart für den Oberkörper hat. Kursangebote finden Sie zum Beispiel bei der VHS oder bei zahlreichen Vereinen. Ein Kurs hat überdies noch die Vorteile, dass Sie auf eine Gruppe Gleichgesinnter treffen, unter denen sich sicher der eine oder andere sympathische Trainingspartner für die Zukunft findet. Und Sie haben mit den regelmäßigen Treffen auch einen offiziellen Termin, der Ihrem Schweinehund und Ihnen hilft, dabeizubleiben.

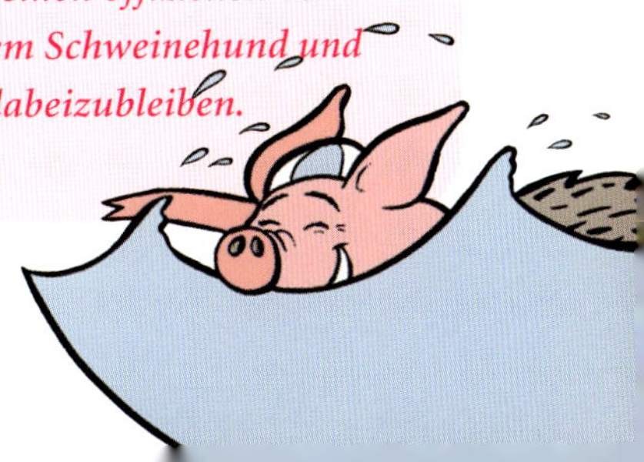

gut trainierte Menschen, die sich subjektiv auch durchaus leistungsfähig fühlen können, wundern sich oft über einen Körperfettanteil, der in keinem Verhältnis zum Trainingsumfang steht, sowie über erhöhte Blutfettwerte. Nicht selten kostet es hier einige Überredungskünste, damit diese Kandidaten das Training noch einmal von vorn beginnen.

! DIE RICHTIGEN SCHUHE ZUM LAUFEN

Grundsätzlich sollten Sie auf optimale Dämpfung achten. Zusätzlich ist es gut zu wissen, ob Sie mehr über den Innenfuß laufen oder über den äußeren Fußrand abrollen. Kaum ein Mensch hat total gerade Achsen. Schauen Sie sich dazu einfach die Sohlen von Schuhen an, in denen Sie schon viel gelaufen sind. Ist das Profil innen oder außen mehr abgelaufen? Entsprechend suchen Sie Ihre Laufschuhe aus. Moderne Laufschuhe haben oft eine zweigeteilte Sohle, mit unterschiedlich gedämpften Teilen. Der dunklere Sohlenanteil ist härter, der hellere weicher. Wer innen mehr Druck auf die Sohle bringt, der sucht sich Laufschuhe mit dunkler Sohle innen. Wer seinen Straßenschuh außen mehr abläuft, der kauft Schuhe mit dunklen äußeren Bereichen. So können die unteren Sprunggelenke sowie die Kniegelenke vor falscher Belastung geschützt werden. Am besten lassen Sie sich im Sportgeschäft professionell beraten.

»Ich kann aber nicht laufen!« – Starthilfe für Einsteiger

Viele Anfänger scheuen vor dem Laufen zurück, weil sie glauben, eine so schlechte Kondition zu haben, dass sie ohnehin nicht durchhalten. Und in der Tat schnaufen nicht wenige nach ein oder zwei Minuten bereits mit ihrem inneren Schweinehund um die Wette und sind bereit, in diesem Moment jedes seiner Argumente gelten zu lassen. »Laufen?! Das liegt mir einfach nicht!« ist nur eines davon. Bieten Sie Ihrem inneren Schweinehund die Ausdauer-Kombipackung für Einsteiger an: eine Kombi aus Laufen und Walken. Versuchen Sie es in Ihren ersten vier Trainingswochen mit einem Jogging-Geh-Menü! Das ist vor allem der optimale Einstieg für Sie, wenn Sie sich beim Test auf Seite 34 als Einsteiger eingeordnet haben.

Der erste Monat

So sieht eine Jogging-Geh-Einheit aus:

In der 1. Woche

Zwei Minuten Laufen, anschließend zwei Minuten Walken, zwischendurch immer eine kleine Pause. Diesen Ablauf insgesamt 6-mal wiederholen.

NOCH EIN PAAR TIPPS FÜR MEHR JOGGING-SPASS

Start nach Noten

Studien haben gezeigt, dass Musik beim Laufen die Motivation fördert und die Leistung steigert. Ihr innerer Schweinehund wird begeistert sein, wenn er gemeinsam mit Ihnen seine Lieblingsmusik auf einem MP3-Player zusammenstellen kann, vielleicht »Dani California« von den Red Hot Chili Peppers oder »Zieh deinen Weg« von Herbert Grönemeyer.

Locker sein ...

Schnüren Sie Ihre Turnschuhe nicht zu fest: Beim Laufen schwellen die Füße an. Beim Joggen ist es wichtig, dass Sie bei jedem Schritt richtig abrollen. Setzen Sie die ganze Ferse auf dem Boden auf und rollen Sie dann über die Außenkante der Sohle ab, bis der Fuß ganz auf dem Boden aufliegt. Dann die Ferse wieder anheben und über die Außenkante nach vorn rollen, bis das Gewicht auf dem Fußballen ruht, danach wieder abrollen. Geht es beim Laufen bergauf, sollten Sie auf den Fußballen laufen, beim Lauf bergab von den Fersen zu den Fußballen hin abrollen.

Immer flüssig bleiben!

Wenn Sie weniger als 30 Minuten lang laufen, brauchen Sie beim Joggen nichts zu trinken, das können Sie hinterher tun. Sind Sie länger als eine halbe Stunde unterwegs, gibt es eine Faustregel: Pro 30 Minuten 0,5 Liter stilles Mineralwasser.

Haltung bewahren

Beim Laufen sollte der Kopf in Verlängerung der Wirbelsäule gehalten werden. Die Schulter- und Nackenpartie beim Laufen locker lassen, die Schulterblätter nach hinten unten ziehen. Die Arme halten Sie in einem 90-Grad-Winkel und bewegen sie im Wechsel zu den Beinen mit.
Das Becken bewegt sich mit jedem Schritt auf der Seite des aufsetzenden Fußes nach vorn, Bauch und Rücken sind dabei leicht angespannt. Auch wichtig: Die Knie beim Aufsetzen der Ferse nie ganz durchstrecken, den Oberschenkel des vorderen Beines bewusst anspannen.

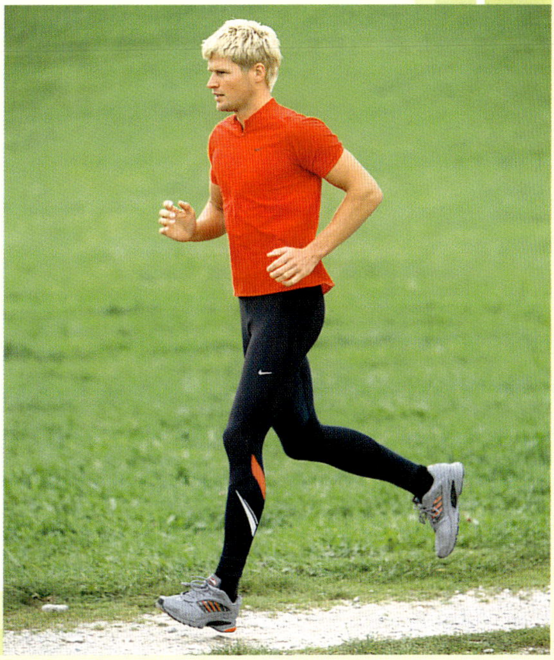

In der 2. Woche

Drei Minuten Laufen, anschließend jeweils zwei Minuten Walken, nach jeder Laufeinheit eine kleine Pause. Diesen Ablauf insgesamt 5-mal wiederholen.

In der 3. Woche

Fünf Minuten Laufen, anschließend zwei Minuten Walken, nach jeder Laufeinheit eine kleine Pause. Diesen Ablauf insgesamt 4-mal wiederholen.

In der 4. Woche

Sechs Minuten Laufen, dann 1,5 Minuten Walken, nach jeder Laufeinheit eine kleine Pause. Alles insgesamt 5-mal wiederholen.

Und wie oft wird gelaufen?

Sie müssen in den ersten vier Wochen nicht jeden Tag die Sportschuhe hervorholen, doch zwei bis drei Trainingseinheiten sind sinnvoll. Achten Sie jedoch darauf, dass Sie nach jeder sportlichen Aktivität einen Tag Pause einlegen, damit sich die Muskeln und Gelenke wieder regenerieren können.
Wenn Sie den ersten Monat geschafft haben, steigern Sie sich in den nächsten vier Wochen langsam.

So geht's ab dem 2. Monat weiter

Gratulation: Sie können stolz auf sich sein, wenn Sie die ersten vier Wochen bereits geschafft haben! Und Sie werden merken, dass Sie jetzt schon spüren, wie Ihr Körper leistungsfähiger wird: Sie halten jetzt immer längere Laufeinheiten durch! Steigern Sie sich, indem Sie nun pro Woche drei bis viermal die Laufschuhe anziehen. Und variieren Sie Ihre Jogging-Geh-Einheit wie folgt:
In der fünften Woche laufen Sie schon zehn Minuten, dann walken Sie eine Minute – diesen Ablauf wiederholen Sie 3-mal. Weiter geht's in der sechsten Woche mit 15 Minuten Laufen, dann 1 Minute Walken – diesen Ablauf wiederholen Sie 2-mal. In der siebten Woche schaffen Sie es schon, 20 Minuten zu Laufen, dann walken Sie 1 Minute – diesen Ablauf wiederholen Sie 2-mal. Bis Sie schließlich in der achten Woche bereits eine halbe Stunde laufen können, ohne zwischendurch zu walken. Wenn Sie nach dem zweiten Monat das Gefühl haben, Sie fühlen sich schon richtig fit beim Joggen, dann können Sie damit beginnen, Ihr Tempo zu erhöhen.

!

PULSMESSER

Wenn Sie sich einen Pulsmesser anschaffen, sollten Sie darauf achten, dass dieser eine sogenannte »own-zone-Funktion« hat. Mit dieser Funktion können Sie nämlich Ihre optimale Pulsfrequenz für das Training immer wieder neu bestimmen und damit optimal auf die Bedürfnisse Ihres Körpers eingehen.

Laufen Sie zum Beispiel zehn Kilometer pro Stunde, dann steigern Sie sich auf zwölf Kilometer in derselben Zeit.

Sie sitzen lieber auf dem Fahrrad?

Nein, fürs Laufen können Sie sich trotz allem partout nicht begeistern? Wie wär's, wenn Sie dann einfach auf Rädern die Welt erobern? Hier ein Vorschlag für alle Einsteiger, die lieber Fahrrad fahren wollen!

Ausdauer auf zwei Rädern

Auch auf dem Rad sollten Sie mindestens zwei Ausdauereinheiten pro Woche einplanen. Wenn Sie Ihren inneren Schweinehund begeistern können, finden Sie beide vielleicht sogar so viel Spaß daran, dass Sie gern auch noch eine dritte absolvieren. Ihr Grundlagenausdauerprogramm auf dem Rad liest sich im ersten Monat so:

Der 1. Monat

So sieht Ihr Tourenplan der ersten vier Wochen aus:

In der 1. Woche

2-mal aufs Rad, jeweils 30 Minuten lang fahren.

In der 2. Woche

2-mal aufs Rad, einmal 30 Minuten, einmal 45 Minuten.

In der 3. Woche

2-mal aufs Rad, einmal 40 Minuten, einmal 50 Minuten.

In der 4. Woche

2-mal aufs Rad, einmal 45 Minuten, einmal 60 Minuten.

Und im 2. Monat?

In den nächsten vier Wochen können Sie sich so steigern, dass Sie in der achten Woche zwei- bis dreimal 90 Minuten lang auf dem Bike sitzen.

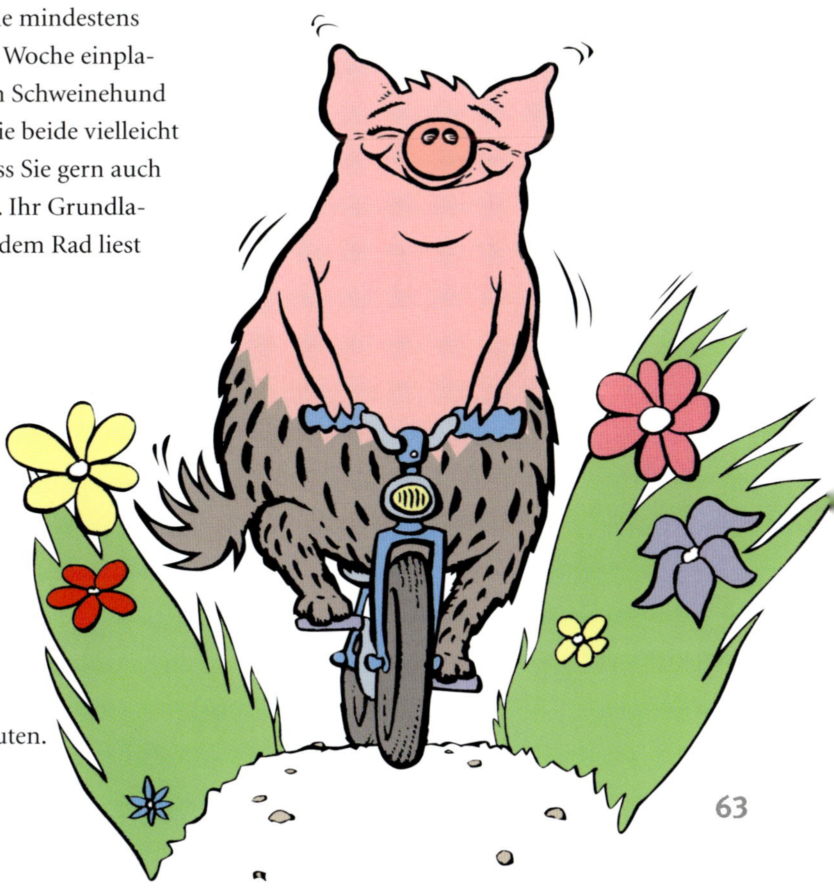

Das Programm für mehr Kraft

Sie haben mit dem Grundfitness-Programm den Einstieg geschafft, Ausdauertraining stand auch schon auf dem Plan – jetzt geht's mit noch mehr Power weiter: Die Kraftübungen warten! Und eh Sie es sich versehen, werden Sie vielleicht gar Lust bekommen, in einem Studio Gewichte zu stemmen! Das ist wie beim Essen: Neue Möglichkeiten lernt man erst kennen, wenn man beim Italiener nicht nur Spaghetti all'arrabbiata oder beim Chinesen Huhn süßsauer bestellt.

Das Kraft-Workout für Einsteiger

Haben Sie eine Abneigung dagegen, ins Fitnessstudio zu gehen? Sportneulinge müssen da nicht hin. Möglicherweise packt Sie aber irgendwann der Ehrgeiz, und Sie überwinden Ihre Abneigung gegen den Kraftsportraum.

Warum denn überhaupt Krafttraining?

Auch wenn Sie eine gewisse Grundfitness haben und inzwischen schon Ausdauertraining betreiben – ein regelmäßiges Krafttraining bietet Ihnen zusätzliche Effekte, die auch Ihr Ausdauertraining unterstützen. Mit den folgenden vier klassischen Übungen für die Muskulatur an Bauch und Rücken stabilisieren Sie Ihren Körper wie mit einem stützenden Muskelkorsett. Das tut übrigens auch Ihrer Haltung gut! Denn nur wenn die Muskeln die Wirbelsäule richtig umspannen, erhält sie die typische dynamische S-Form, nur dann wird der Brustkorb stolz aufgerichtet und der Bauch flach gehalten, und zwar ganz ohne dass Sie bewusst Haltung annehmen müssen.

Hinweise zum Workout

Die Wiederholungszahlen, die Sie bei den folgenden Übungen finden, gelten für den Einstiegstag. In den folgenden Wochen können Sie je nach Kraft Ihr Programm verlängern. Sie sollten als Einsteiger (siehe Test auf Seite 34) pro Woche eine Kraft-Workout-Einheit von ungefähr fünf bis zehn Minuten einplanen, und zwar an einem Tag zwischen zwei Ausdauereinheiten, und sich nach und nach auf zwanzig Minuten steigern.Wenn Sie bereits Gelegenheitssportler (siehe Seite 34) sind, können Sie vielleicht von Anfang an 20 Minuten pro Woche Ihre Kraft trainieren.
Sie brauchen: eine Matte, Decke oder eine andere Unterlage.
Machen Sie jeweils alle vier Übungen nacheinander. Zum Aufwärmen können Sie zuvor 30 Sekunden auf der Stelle hüpfen und locker Arme und Beine ausschütteln.

Beinheben

- Sie liegen in Bauchlage auf Ihrer Matte, die Arme positionieren Sie so, dass Ihre Stirn auf den Händen liegt.
- Nun heben Sie ein Bein gestreckt an und halten es in dieser Position zehn Sekunden lang (siehe Bild). Dann langsam wieder senken, anschließend das andere Bein heben.
- Die Übung 15-mal abwechselnd mit jedem Bein wiederholen.

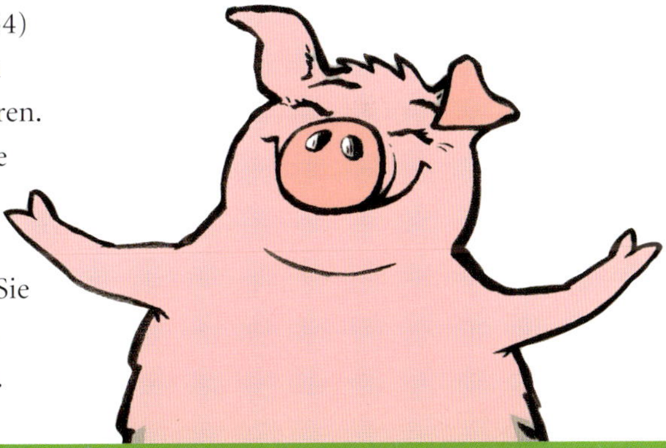

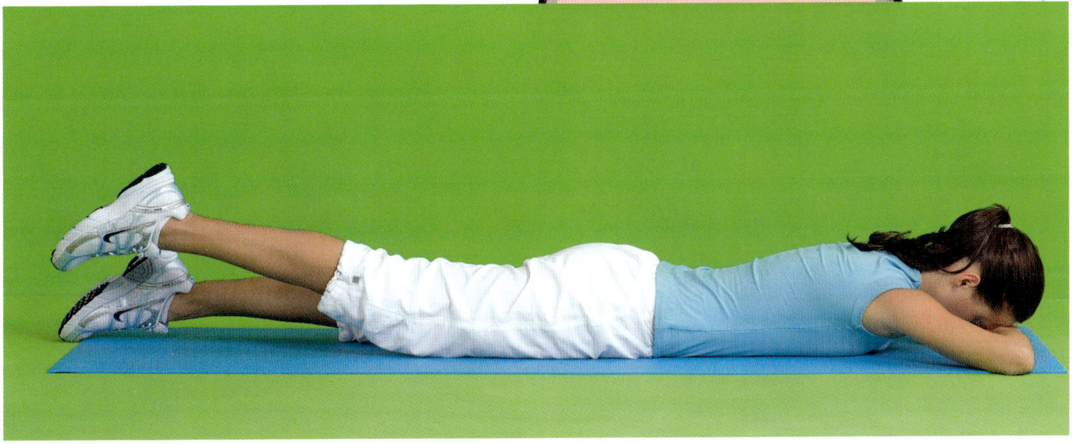

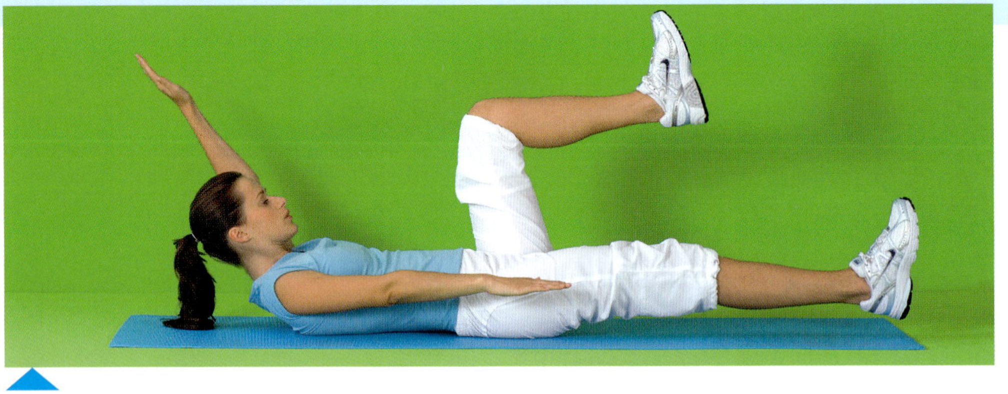

Balanceakt für Bauch und Rücken

- Sie liegen auf dem Rücken, die Beine lang ausgestreckt, Arme neben dem Körper.
- Heben Sie nun den Oberkörper leicht an, indem Sie die Bauchmuskeln anspannen.
- Jetzt den rechten Arm leicht anheben, während der linke Arm in einem weiten Halbkreis nach hinten geführt wird. Gleichzeitig bleibt das rechte Bein ausgestreckt über dem Boden, während Sie das linke Bein anwinkeln (siehe Bild).
- Position 10 Sekunden lang halten, dann den Arm wieder im Halbkreis in die Ausgangsposition bringen, das Bein ausstrecken. Nun alles mit rechtem Arm und rechtem Bein wiederholen.
- 4-mal zu jeder Seite wiederholen.

Einrollen

- Heben Sie aus der Rückenlage den Oberkörper, indem Sie die Bauchmuskeln anspannen.
- Die Arme lang nach oben strecken, wobei die Hände sich nicht berühren. Nun beide Beine anheben und zur Brust ziehen (siehe Bild).
- 10 Sekunden in dieser Position bleiben, dann den Oberkörper langsam absenken.
- Insgesamt 15-mal wiederholen.

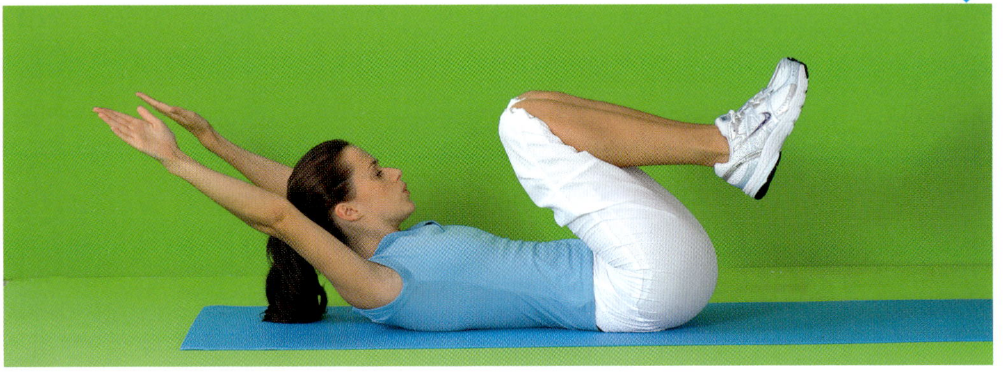

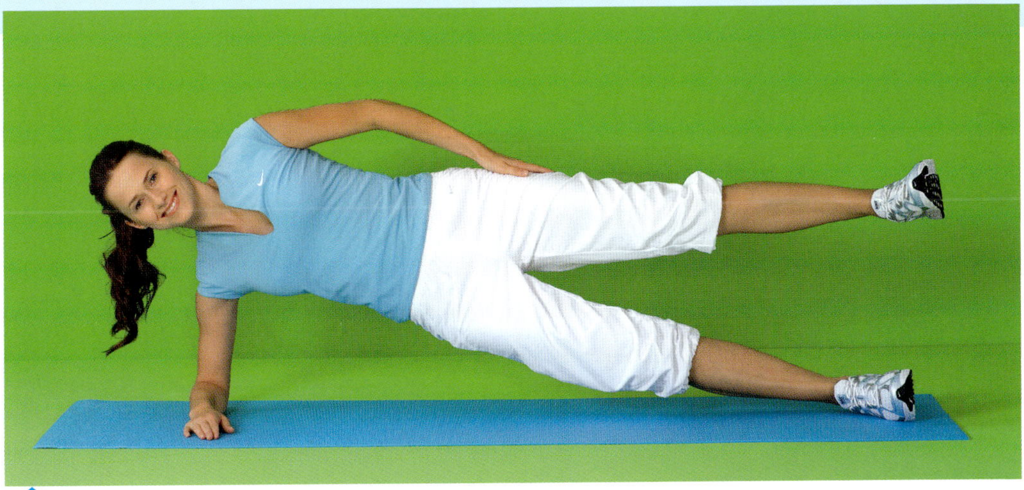

Seitstütz

- Legen Sie sich in Seitlage auf den Boden. Drücken Sie sich mit dem rechten Arm (der Unterarm liegt auf dem Boden) so hoch, dass außer dem Unterarm nur noch Ihr rechter Fuß mit dem Boden Kontakt hat.
- Nun das linke Bein anheben. Der linke Arm wird parallel zum Bein gehalten, die linke Hand liegt auf der Hüfte (siehe Bild).
- Diese Position 15 Sekunden halten, danach vorsichtig absenken, kurze Pause.
- Alles 3-mal wiederholen, dann Seitenwechsel und zur anderen Seite auch 4-mal den gesamten Ablauf ausführen.

Für Fortgeschrittene:
Versuchen Sie, dass das obere Bein nicht nur gerade in der Luft schwebt, sondern Richtung Zimmerdecke weist!

Und im Studio?

Es gibt inzwischen Fitnessstudios mit recht günstigen Konditionen und einem Angebot an wirklich guten Geräten. Der Vorteil hierbei: Sie können oft sehr effektiv bestimmte Muskelgruppen trainieren. In guten Studios werden Sie zudem ausführlich und kompetent beraten und betreut.

Im Studio können Sie grundsätzlich zwischen einem Satz- und einem Circuit-Training wählen. Beim Satztraining stemmen Sie an ein und demselben Gerät Gewichte, beim Circuit-Training wechseln Sie und trainieren nach einem Plan in einer bestimmten Reihenfolge an verschiedenen Geräten. Einsteiger sollten mit dem Circuit-Training beginnen, denn das Ziel ist ja nicht, wie ein Bodybuilder aus jedem kleinen Muskel das Maximum herauszuholen. Wählen Sie sich am besten acht Maschinen aus, absolvieren Sie dort unter Anleitung 10 bis 15 Wiederholungen der Übung, dann wechseln Sie zum nächsten Gerät. Anfänger absolvieren die Geräterunde zweimal, Fortgeschrittene doppelt so oft.

4

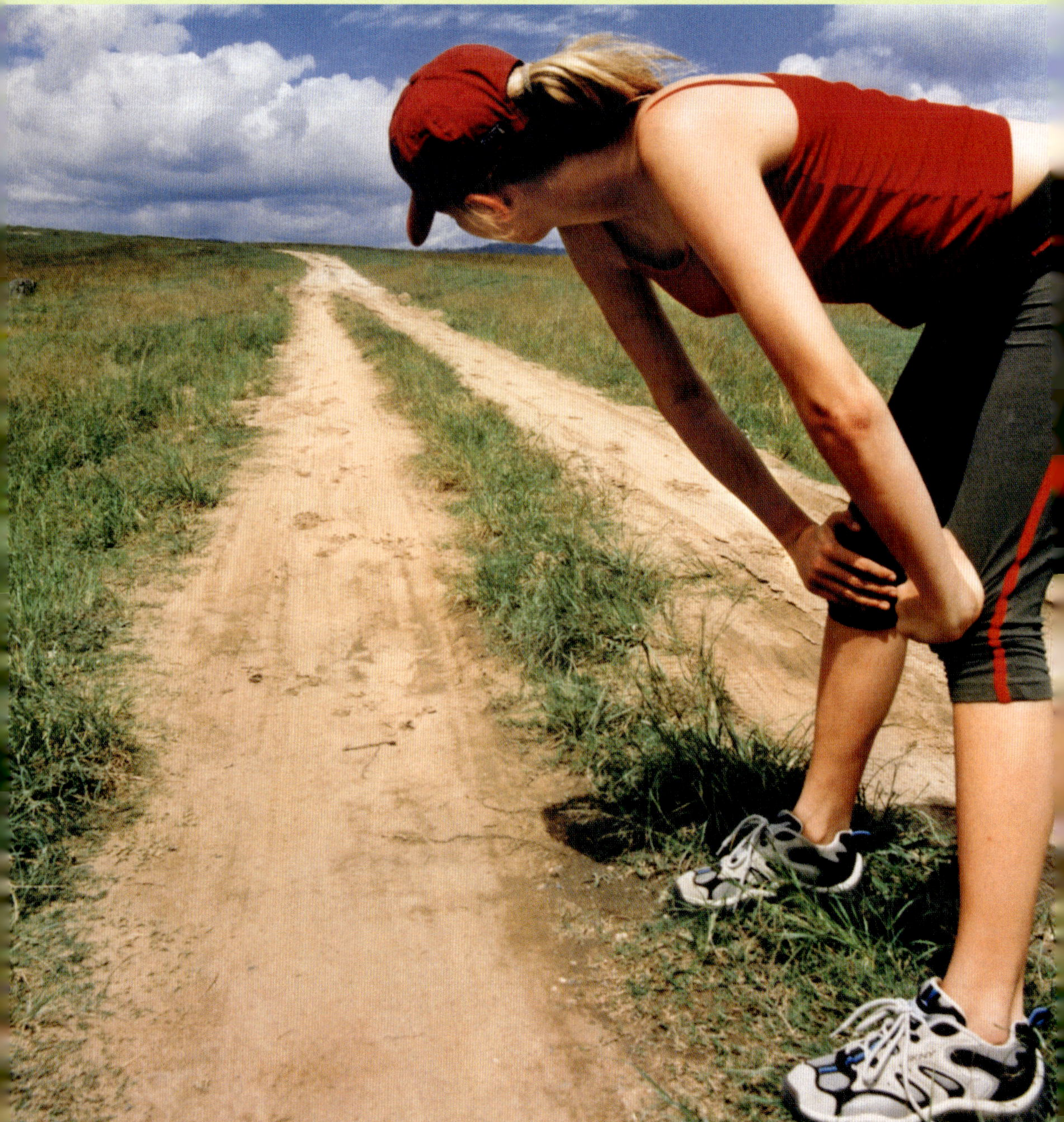

So halten Sie durch!

Sie haben sich für ein bewegtes Leben entschieden, waren schon joggen, steigen Treppen, fahren Rad ... Nun lässt die erste Begeisterung möglicherweise nach, das Neue ist noch nicht völlig zur Gewohnheit geworden. Die Herausforderung jetzt: Rückschläge annehmen, nicht lockerlassen, weitermachen.

Schaffe ich das wirklich auf Dauer?

Sie haben viel geleistet, damit sich Ihr innerer Schweinehund an Ihre sportlichen Ideen gewöhnen konnte. Aber über Wochen durchzuhalten kann anstrengender sein, als Sie dachten. Und bisweilen zweifeln Sie sogar, ob Sie weitermachen werden. Manchmal wissen Sie nicht mal, ob Sie es wirklich noch wollen! Wenn die Motivation verloren geht, gibt es klassische Gründe – und wenn man die kennt, gibt es auch Möglichkeiten, wieder neue Lust zum Durchhalten zu bekommen!

Sie haben die ersten Wochen Training hinter sich gebracht: Sie haben also regelmäßig die Übungen für die Grundfitness absolviert, zwei Ausdauer-Trainingseinheiten pro Woche überstanden, zwischendurch gab es noch ein paar Kraftübungen zu Hause. Und damit nicht genug: Sie haben Ihren Alltag in Bewegung versetzt, sind mehr als sonst zu Fuß gegangen, haben Treppenhäuser dem Fahrstuhl vorgezogen und absichtlich bei einigen Wegen das Auto stehen gelassen. Respekt! Misstrauisch schaut Ihr innerer Schweinehund Sie an, aber eigentlich ist er so überrascht von Ihrer Energie und Ihrem Willen, dass ihm regelrecht die Worte fehlen.
Sie haben aber sicher auch schon gemerkt, dass er nach kurzer Sprachlosigkeit dann doch immer wieder neue Argumente findet, um Sie von Ihrem Vorhaben abzubringen. So schnell gibt er nicht auf, dafür liebt er seine Ruhe und sein behagliches Dasein in der Komfortzone zu sehr.

Aufgegeben – was nun?

Sie gestehen es sich ungern ein: Es gab diesen Sonntagmorgen, an dem Sie nicht aus dem Bett gekommen sind, um Ihre zehn Minuten Fitness zu tanken. Und in der zweiten Woche waren Sie nur ein einziges Mal laufen – und haben es dann auch noch abgebrochen, weil Sie nach fünf Minuten schon so schnauften, dass die Leute sich Blicke zuwarfen.
Was nun? Wieder zurück auf »Los«? Mehr machen? Weniger tun? Etwas ganz anderes anfangen? Oder diese Erfahrung einfach all den anderen Niederlagen hinzufügen und wieder in das vertraute, unbewegte, aber deutlich sicherere Leben »davor« zurückkehren?

Die Frage nach dem Grund

Jeder Mensch kommt an diesen Punkt, an dem er einfach keine Lust mehr hat, sich anzustrengen und aufgeben möchte, ja das Gefühl hat, nicht mehr weiter zu können. Natürlich fühlt man sich in solchen Momenten schwach, hilflos oder gar wie ein Versager – und da sich niemand so fühlen möchte, packt man diese Erfahrung einfach unbesehen weg. Ohne lange darüber nachzudenken, warum man plötzlich so gar keine Lust mehr auf diese Veränderung hat, die einem anfangs doch so strahlend und wunderbar erschien. Ohne zu überlegen, ob es nicht doch einen Weg gibt, sein Vorhaben weiter zu verfolgen. Klassischerweise ist hier auch der innere Schweinehund – unser Minister in Sicherheitsfragen – zur Stelle: »Ja, das war von Anfang an eine Schnapsidee! Lass uns doch so gemütlich weiterleben! Wir gehen das mit der Veränderung irgendwann später mal wieder an, wenn es besser passt!«
Natürlich redet er so. Sie aber wissen, dass Sie bei einem »später irgendwann mal« auch wieder an den Punkt kommen würden: Sie würden wohl wieder aufgeben. Aus demselben Grund wie jetzt gerade (den, mit dem Sie sich nicht näher befassen wollen, weil es einfach unangenehm ist). Und die Angst vor dem Aufgeben führt dazu, dass es weitere Versuche wahrscheinlich nicht geben wird. Wie kommen Sie aus diesem Teufelskreis heraus? Wichtig ist jetzt erst einmal die Frage nach dem Grund: Wodurch kam Ihre Motivation ins Schwanken?

Was bringt eigentlich Ihre Motivation ins Wanken?

Hinfallen ist nicht schlimm – fatal ist nur das Liegenbleiben! Sie denken gerade kurz über Ihr Scheitern nach und dann sind Sie bereits dabei, wieder aufzustehen! Bravo! Wohl jeder Mensch kennt das Gefühl, wenn etwas beim ersten Anlauf nicht gelingt – manchmal auch nicht beim zweiten oder dritten. Beim Sport gibt es mehrere klassische Gründe dafür, dass es nach wenigen Wochen einfach nicht mehr funktioniert. (siehe Kasten Seite 72). Welcher davon könnte auf Sie zutreffen?

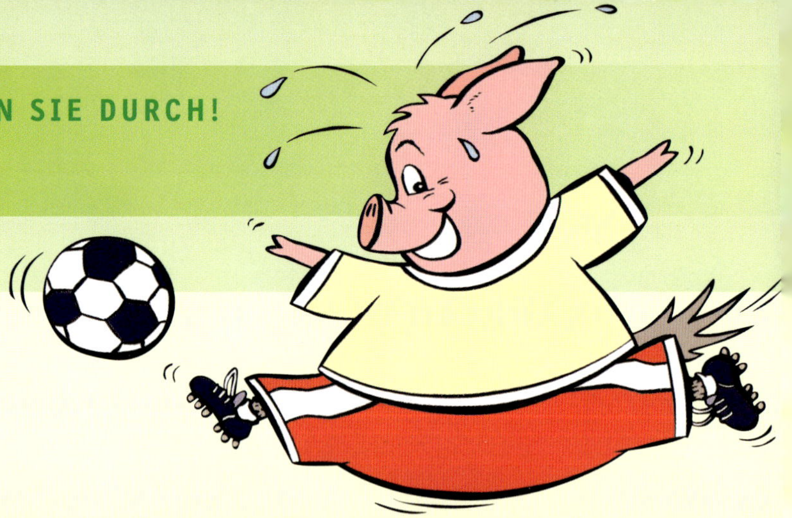

GRÜNDE UND LÖSUNGEN

Warum Sie Ihre Sportlust verloren haben könnten – und wie Sie sie wiederfinden!

Ungeduld

Sie trainieren jetzt schon seit drei Wochen immer wieder ein bisschen, aber der positive Effekt lässt auf sich warten?

Die Lösung

Eine Gewohnheit muss erst aufgebaut werden. Und das braucht Zeit und Regelmäßigkeit. Die gute Nachricht: Wenn Sie aus Ihrem Sport eine Gewohnheit gemacht haben, ist Ihr Schweinehund mit Ihnen völlig einverstanden und lässt Sie unbehelligt laufen oder radeln!

Überforderung

Irgendwie ist das alles zu viel. Sie fühlen sich noch schlapper und unfitter als vor Ihrem Sportstart! Aufgeben scheint die einzige logische Konsequenz zu sein.

Die Lösung

Wahrscheinlich haben Sie zu heftig losgelegt und sich am Anfang zu stark gefordert. Schrauben Sie die Anforderungen etwas herunter.

Unterforderung

Sie haben das Gefühl, auf der Stelle zu treten? Sie sind nicht so richtig gefordert, wissen aber auch nicht, wie Sie Ihr Programm sinnvoll erweitern oder steigern sollen?

Die Lösung

Angepasste Aufbauprogramme, mit denen Sie wieder Spaß am Sport haben werden, finden Sie ab Seite 120.

Langeweile

Sie haben das Gefühl, das Falsche zu tun. Sie schaffen Ihr Ausdauerprogramm von der Kondition her, aber irgendwie passen die Sportarten, die Sie absolvieren, gar nicht so richtig zu Ihnen?

Die Lösung

Weitere geeignete Ausdauersportarten finden Sie ab Seite 90. Und ab Seite 93 lesen Sie, mit welchen Strategien Sie Ihren Schweinehund besser unterhalten!

Neben diesen »klassischen Gründen« spielt natürlich die individuelle Persönlichkeit Ihres Schweinehundes eine große Rolle. Wie die aussieht? Lesen Sie es ab Seite 84!

Nutzen Sie die Macht der Gewohnheit!

Menschen brauchen Gewohntes – Schweinehunde auch! Je mehr Ausnahmen und Entscheidungsmöglichkeiten es in einem Veränderungsprozess gibt, umso schwieriger wird es, die Veränderung wirklich durchzuhalten. Das Neue wird einfach nicht »normal«. Und das ist auf Dauer ziemlich anstrengend. Die gute Nachricht: Sie müssen eine bestimmte Sache nur drei bis vier Wochen lang konsequent täglich tun, und schon haben Sie eine Gewohnheit daraus gezaubert!

Warum denn Gewohnheiten antrainieren?

Wissenschaftlich nachgewiesen reichen vier Trainingseinheiten pro Woche aus, um fit zu werden und fit zu bleiben. Doch die Sportwissenschaft ignoriert bei dieser Empfehlung etwas, das alle Schweinehunde wissen: Der Mensch ist ein Gewohnheitstier. Und zu viele Ausnahmen machen Gewohnheit kaputt: Wer sein Training vier Tage brav absolviert hat, der hat dann drei Tage frei. Am vierten Tag müsste man wieder, aber da regnet es gerade. Am nächsten Tag gibt es was Tolles im Fernsehen, dann kommen die Schwiegereltern zu Besuch, und schnell ist das Training völlig vergessen. Einfacher ist es also, die Bewegung in den normalen Tagesablauf zu integrieren, damit Sie gar nicht mehr darüber nachdenken müssen. Wie Zähneputzen. Da müssen Sie ja auch nicht überlegen, ob Sie heute frei haben oder nicht. Das machen Sie ganz automatisch täglich.

4 SO HALTEN SIE DURCH!

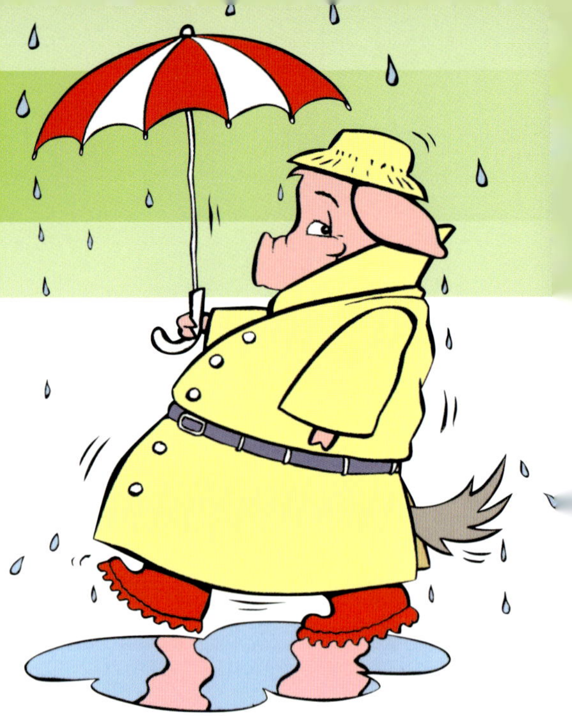

Im Strom der Gewohnheit

Was viele nicht ausreichend berücksichtigen, ist die Kraft der Gewohnheiten, besser gesagt: ihre Widerstandskraft! Diese ungeheuer starke Kraft nehmen wir allerdings meist nicht bewusst wahr – und neigen deshalb dazu, sie gewaltig zu unterschätzen. Um damit besser umgehen zu können, ist es sinnvoll zu wissen, wie diese Kraft wirkt: Wenn man mit einer neuen Tätigkeit beginnt, ist es häufig so, als würde man gegen den Strom der vertrauten Gewohnheiten schwimmen. Das ist sehr ermüdend. Und so verwundert es nicht, wenn viele Menschen mehr oder weniger schnell aufgeben. Verständlich, aber verhängnisvoll.
So, das war die schlechte Nachricht. Die gute lautet: Dieses Problem besteht nur am Anfang und löst sich mit der Zeit in Wohlgefallen auf! Denn anders als bei einem Fluss, der seine Richtung nie ändern wird, können wir die Richtung, also den »Lauf unserer Programme« in unserem Nervensystem, ändern. Voraussetzung ist allerdings, dass wir dabei die Eigenschaften unseres Nervensystems beachten. Nervensysteme mögen zwar stur erscheinen, aber sie sind keinesfalls »böswillig«. Sie sind fähig und willens umzulernen, man muss nur wissen, wie!

Der »Verhaltenstrampelpfad«

Stellen Sie sich vor, Sie gehen an einem strahlenden Sommermorgen über eine taufrische Wiese. Nach einer Weile drehen Sie sich um, blicken zurück und sehen die Spur, die Ihre Schritte im nassen Gras hinterlassen haben. Doch diese Spur ist nicht von langer Dauer: Schon nach kurzer Zeit wird sich das Gras wieder aufgerichtet haben, und es wird nicht mehr erkennbar sein, wo Sie die Wiese überquert haben. Nur wenn Sie immer wieder und immer auf genau derselben Linie über die Wiese gehen, wird mit der Zeit ein kleiner – zunächst noch schmaler – Trampelpfad, später vielleicht sogar ein Weg entstehen.
Ähnlich funktioniert die Umprogrammierung Ihres Nervensystems: Wenn Sie einen neuen »Verhaltenstrampelpfad« anlegen wollen, dann müssen Sie immer wieder und stets an derselben Stelle, das heißt, auf die gleiche Weise und am besten zur gleichen Zeit, die neue Tätigkeit ausführen. Zum Beispiel jeden Tag zur selben Zeit auf derselben Laufstrecke joggen. Nach einer gewissen Zeit, wenn Sie einen neuen Trampelpfad (also eine neue Gewohnheit) in Ihrem Nerven-

system angelegt haben, schwimmen Sie nicht mehr gegen den Strom, sondern es ist Ihnen gelungen, seine Richtung zu ändern: Sie schwimmen nun mit dem Strom der neuen Gewohnheit!

Und so wird's gemacht:

Im Allgemeinen sagen Fachleute, man benötige vier bis sechs Wochen, um ein neues Verhalten fest zu »verankern«. Das mögen interessante Erfahrungswerte sein, letztlich kommt es aber nur auf Sie an. Es ist durchaus möglich, dass Sie viel weniger Zeit brauchen – oder auch etwas mehr!

Das A und O: Sie sollten Ihr Vorhaben nun wirklich jeden Tag zur gleichen Zeit entsprechend Ihrem Trainingsplan umsetzen. Wichtig: Lassen Sie in der ersten Zeit keine Ausnahmen zu – Ihr Schweinehund wartet nur darauf!

DIE KURVE DER VERHALTENSÄNDERUNG

Am Anfang hat man in der Regel einen relativ hohen Aufwand an Selbstüberwindung und im Verhältnis dazu oft nur eine ziemlich magere Rendite an »Wohlfühleinheiten«. In dieser Phase stimmt gewissermaßen der »return on investment« nicht: Zu viel Selbstüberwindung ist nötig im Verhältnis zu einem relativ geringen Profit. So jedenfalls empfindet es der innere Schweinehund, der ja gefühlsmäßig immer nur in der Gegenwart lebt. Könnte er in die Zukunft schauen, würde er den magischen Punkt sehen, an dem sich das Verhältnis von Selbstüberwindung zu Wohlgefühl umdreht: Nun kann man mit wenig Aufwand eine hohe Fitnessrendite erzielen. Dann hört man nicht mehr auf, auch nicht Ihr Schweinehund. Insofern lässt sich der magische Punkt auch als »point of no return« bezeichnen. Alles worum es letztlich geht, ist, diese erste Strecke zu meistern.

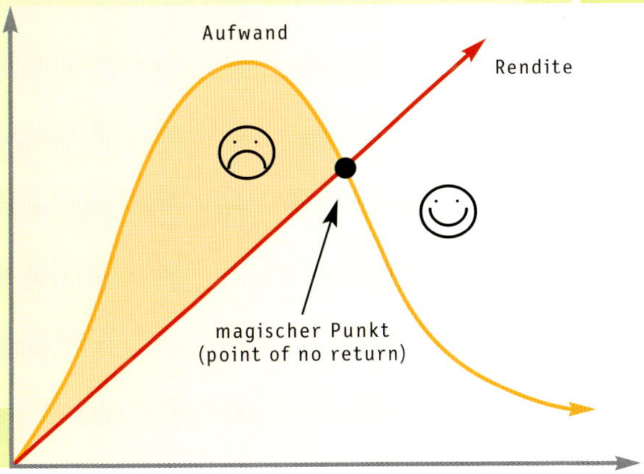

Stimmen Ihre Ziele wirklich?

Zahllose Veränderungspläne scheitern daran, dass man sich in der anfänglichen Begeisterung mehr vornimmt, als man tatsächlich umsetzen kann. Das Ergebnis: ein Gefühl der Überforderung – gefolgt von Frust, Resignation, schließlich dem Aufgeben. Überprüfen Sie daher, ob das, was Sie sich vorgenommen haben, für Sie wirklich zu schaffen ist. Ansonsten haben Sie jederzeit die Gelegenheit, Ihren Kurs neu zu bestimmen!

Wenn Sie spüren, dass Sie immer wieder ans Aufgeben denken, dann sollten Sie sich genauer damit beschäftigen, ob Sie wirklich noch ein klares Ziel haben und vor allem ob es realistisch ist. Haben Sie sich vielleicht einfach nur zu viel vorgenommen? Sind die Trainingseinheiten, die Sie sich in Ihr Fitness-Tagebuch geschrieben haben, auf lange Sicht überhaupt machbar? Oder fehlt Ihnen schlicht und ergreifend die Zeit dafür, zwei Stunden täglich zu trainieren? Haben Sie vielleicht auch Ihre aktuelle Leistungsfähigkeit überschätzt und sind einfach zu anspruchsvoll eingestiegen?

Das Mögliche erkennen

In all diesen Fällen haben Sie wahrscheinlich mit Ihrem Schweinehund viele, viele Diskussionen. Er ist womöglich in den letzten Wochen zu der Überzeugung gekommen, dass Sie sich mit Ihrem Programm überfordern und geistig oder körperlich so unter

Druck setzen, dass der Schaden größer als der Nutzen ist. Welche Argumente Ihr Schweinehund auch immer aufführt: Sein Ziel ist es, aus dieser Situation wieder herauszumanövrieren. Und seine logische Lösung lautet: Dieses Programm müssen wir sofort canceln!
Es gibt einen Weg aus dieser Situation, ohne dass Sie Ihr ganzes Sportprogramm hinwerfen müssen. Diesen Weg kennt Ihr Schweinehund noch nicht, aber Sie können ihm zeigen, wie es geht. Die Lösung lautet: den Plan anpassen, die Messlatte niedriger legen, etwas zurückschrauben ... bis Sie und Ihr Schweinehund wieder das Gefühl der Machbarkeit haben.

Die Balance zwischen Über- und Unterforderung

Das Geheimnis der Selbstüberwindung offenbart sich an der Grenze zwischen Überforderung und Unterforderung. Hier kann man sogar das tiefe Glücksgefühl erfahren, das Mihaly Csikszentmihalyi, ein amerikanischer Psychologe ungarischer Abstammung, als »Flow« bezeichnete.
Haben Sie sich noch nie gefragt, was dazu führt, dass Zigtausende von Tennisspielern, Fußballern, Surfern, Bergsteigern, Schachspielern, Musikern ... so viel Zeit und Geld investieren, um ihren Hobbys hoch motiviert nachzugehen? Ganz einfach, werden Sie vielleicht antworten, es macht halt Spaß! Richtig, was aber *genau* den Spaß bewirkt, hat die Motivationspsychologen seit langem immer wieder beschäftigt. Und vor allem Csikszentmihalyi hat sich dieser Frage besonders gewidmet. Er scheint den Schlüssel zur Beantwortung der Frage gefunden zu haben, und er kommt zu dem zunächst vielleicht verblüffenden Ergebnis: *Einer der maßgeblichen Faktoren, um Spaß an einer Sache zu haben, ist die Herausforderung!*
Entscheidend ist dabei allerdings noch ein zweiter Faktor: *Die konkrete Herausforderung muss mit den eigenen Fähigkeiten in Balance sein!* Sonst kann die Sache übel ausgehen.
Was ist damit gemeint? Drei Szenarien, die hier mittels einer einfachen »mathematischen« Gleichung dargestellt werden sollen, sind vorstellbar:

- Herausforderung > Fähigkeiten = Überforderung = ***Frust und Stress***
- Herausforderung < Fähigkeiten = Unterforderung = ***Langeweile***
- Herausforderung entspricht den Fähigkeiten = Spaß, Spannung = ***Flow***

Als Tennisspieler hätten Sie vermutlich den größten Spaß mit jemandem, der etwa genauso gut spielt wie Sie, allenfalls noch eine Spur besser, so dass mal der eine, mal der andere gewinnt und das Spielen immer wieder spannend ist. Wären Sie wesentlich schlechter, würde Sie das wahrscheinlich auf Dauer stressen und frustrieren (es sei denn, Ihr Gegenüber spielt Ihnen zuliebe auf Ihrem Niveau).

Wären Sie dagegen um Klassen besser, so wäre die Langeweile programmiert. Und damit Sie die Lust am Tennis nicht verlieren, müssten Sie sich bald einen anderen Partner suchen. Denn: Überforderung und Unterforderung sind die größten Motivationskiller in unserem Leben!

Und daraus ergibt sich eben auch ganz einfach für Ihr Fitnessprogramm: Je mehr Sie sich überfordern, desto mehr sind Sie im Stress, desto bissiger wird Ihr Schweinehund und desto schneller wird er Sie zwingen, wieder aufzugeben. Und wenn Sie unterfordert sind, wird es langweilig – darauf steht der Schweinehund auch nicht.

Flow ist dagegen der Zustand, in dem man das Gefühl haben kann, dass alles fließt und uns das, was wir tun, mit wunderbarer Leichtigkeit von der Hand zu gehen scheint. Ein Zustand, in dem wir gewissermaßen Höchstleistungen ohne Anstrengung erbringen. Reinhold Messner beschreibt dieses Gefühl beim Bergsteigen als eine Situation, in der durch die Bewegung Seele, Geist und Körper in der Erfahrung vollkommen der Präsenz zusammengeführt werden. Daher ist Flow meist von intensiven Glücksgefühlen begleitet. In einer solchen Verfassung wird wohl auch kein Schweinehund versuchen, einen zu sabotieren. Denn mit intensivem Wohlgefühl hat er wahrlich kein Problem. Da ist auch er dabei.

Fazit: Um sich zu überwinden, brauchen Sie das Gefühl der MACHBARKEIT, und dieses

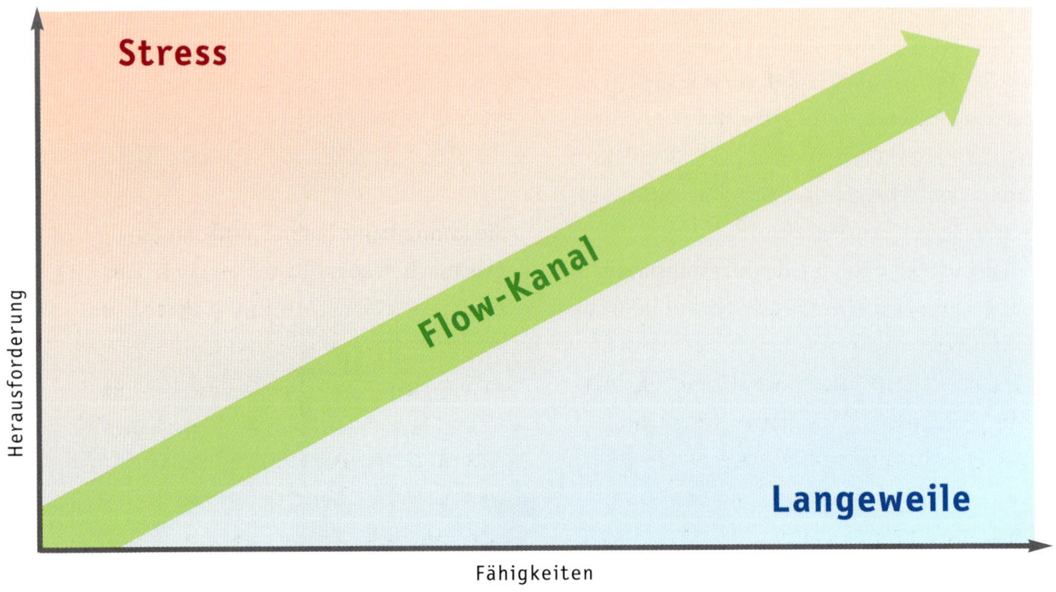

entsteht grundsätzlich, wenn Sie sich fordern, ohne sich zu überfordern. Mit entscheidend hierbei sind natürlich auch Ihre inneren Bilder und Vorstellungen, die Sie sich machen.

Machen Sie sich ein Bild

Wir alle denken in Bildern. Deshalb ist es wichtig, dass Sie für die Momente, in denen Sie sich wirklich anstrengen müssen, um den nächsten Schritt noch zu schaffen, ein Bild in sich haben, das Sie sofort wieder motivieren kann. Und dieses Bild muss eben sowohl erreichbar sein als auch eine gewisse Herausforderung in sich tragen. Sonst werden Sie die Lust verlieren.
Womöglich hatte Ihr Schweinehund mit Ihnen zusammen schon ein Bild entworfen, in dem Sie als Supersportler agieren?! Und nachdem Sie nun seit Wochen dabei sind, aber immer noch nicht diesem Super-Sportler ähneln, packt Sie der Frust – und Ihr Schweinehund motzt enttäuscht: »Aufhören! Entweder richtig im großen Stil siegen, oder wir lassen es ganz!«
Diese Strategie führt jedoch zwangsläufig in die Niederlage: Niemand kann von heute auf morgen sein gesamtes Leben umkrempeln und dabei auch noch über alles Vorstellbare hinauswachsen! Verlieren Sie Ihre kleineren Erfolge niemals aus den Augen!
Und Ihrem enttäuschten Schweinehund machen Sie klar: Es kommt überhaupt nicht darauf an, irgendwann einen Marathon zu laufen oder beim Ironman mitzumachen.

Ein Schritt nach dem anderen: der Weg zum Ziel

Sie würden ja gern jeden Tag eine halbe Stunde lächelnd joggen, aber Sie kommen nach wenigen Minuten schon aus der Puste? Kein Problem: Dann beginnen Sie eben mit zwei Minuten. Das schafft jeder. Und wer das überlebt hat, der läuft am nächsten Tag drei Minuten. Am dritten Tag wieder etwas länger. In der zweiten Woche schon 10 Minuten. Und am Ende des Monats laufen Sie 30 Minuten (siehe auch ab Seite 33). Wenn Ihr Zielbild das des »lächelnden 30-Minuten-Joggers« ist, lassen Sie sich also nicht entmutigen, wenn Sie jetzt noch nach zwei Minuten erschöpft sind. Halten Sie sich Ihr Bild vor Augen und denken Sie daran, dass Sie Schritt für Schritt an dieses Ziel kommen werden!

Einfach losgehen ...

Sie können eine halbe Stunde laufen. Das machen sogar Patienten nach dem Herzinfarkt. Ihr Herz und Ihr Kreislauf schaffen das, aber schafft es auch Ihre linke Achillessehne, Ihr rechtes Knie, die linke Hüfte? Spätestens nach drei Tagen meldet sich Ihr Schweinehund, darauf können Sie wetten: »Mit mir nicht! Das soll gesund sein? Alles tut mir weh. Das Kreuz, die

Hüfte, das Knie. Ich hör auf!« Einsteiger haben es ja – wie schon gesagt – besonders schwer, sie müssen sich immer wieder mit ihrem inneren Schweinehund auseinandersetzen. Und auch mit den Misserfolgen, die womöglich eintreten.

Wichtig ist es, kontinuierlich und systematisch zu trainieren. Nur so kommen Sie ans Ziel. Ihr Fitness-Tagebuch (siehe ab Seite 46) hilft Ihnen dabei: Denn hier können Sie am Ende eines Monats sehen, wie es um Ihren Zugewinn steht.

Wer bislang viel gesessen hat, dessen Körper rebelliert natürlich! Durch das Sitzen werden nämlich Muskeln abgebaut, die Gelenke sind schon längst eingerostet. Ans Sitzen hat sich dann der Körper völlig angepasst. Und jetzt soll er sich plötzlich täglich bewegen? Geben Sie ihm eine Chance! Ihr Körper passt sich an das an, was Sie tun. An die Bewegung genauso wie ans Sitzen. Aber nur durch die langsame Steigerung adaptiert sich der Körper. Und wer schließlich seine halbe Stunde eine Zeitlang absolviert hat, der ertappt sich dabei, dass es irgendwann so viel Spaß macht, dass er automatisch noch eine Ehrenrunde dranhängt. Und dann noch eine, und irgendwann wird aus der halben Stunde eine ganze.

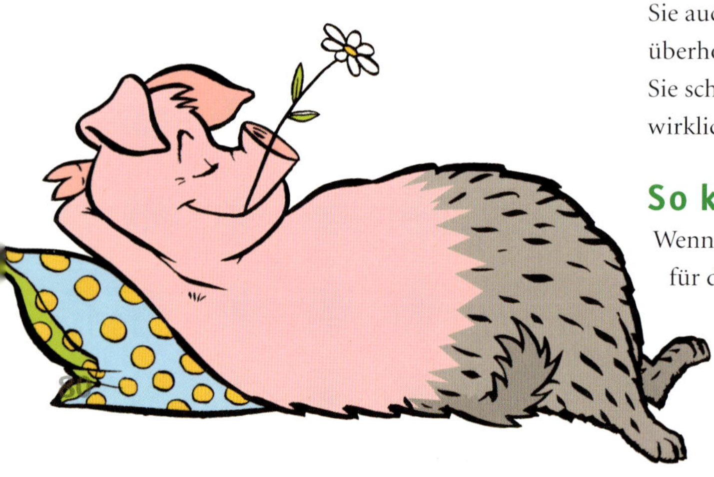

Wie Sie den richtigen Rhythmus finden

Zählen Sie während des Laufens oder beim Nordic Walking oder beim strammen Spaziergang stets Ihre Atemzyklen. Atmen Sie vier Schritte lang ein und während der nächsten vier Schritte wieder aus (siehe auch Seite 59). Wenn Sie das hinkriegen, dann sind Sie automatisch im sogenannten Grundlagenausdauerbereich.

Wenn Sie nach einigen Minuten spüren, dass das nicht klappt, dass Sie kurzatmig werden, dann bewegen Sie sich immer noch zu schnell und sind nicht im gesunden Grundlagenbereich. Dann heißt es also Tempo reduzieren, bis der Vierer-Rhythmus klappt. Ihr Tempo wird anfangs langsam sein. Wer zu Beginn so läuft, dass die Nachbarn über ihn lachen, macht es richtig. Und wenn Sie auch mal ein Spaziergänger beim Joggen überholt – nur die Ruhe. Bald laufen auch Sie schneller, obwohl die Geschwindigkeit wirklich nebensächlich ist.

So kommt alles ins Lot

Wenn Sie das richtige Bild gefunden haben, für das Sie trainieren, gelingt Ihnen gemeinsam mit Ihrem inneren

Schweinehund auch die richtige Balance zwischen Anspannung und Entspannung. Und sobald Sie es in Ihrem Leben schaffen, sowohl entspannt und ruhig zu sein als auch hellwach und konzentriert, dann befinden Sie sich in einem Zustand, in dem Ihr innerer Schweinehund sich immer mehr mit Ihren Zielen einverstanden erklärt, weil diese mit Genuss und Freude zu tun haben – und nicht mehr mit Überwindung, Kampf und Stress.

Sorgen Sie also dafür, dass Sie das Faulenzen im Liegestuhl in Muße genießen können, aber auch die Jogging-Runde im Park. Wenn es Ihnen gelingt, bei allen Ihren Tätigkeiten im Hier und Jetzt aufzugehen, bringt Ihnen das auch Erholung vom täglichen Stress, die Sie bisher oft vergeblich durch passive Entspannung vor dem Fernseher auf dem Sofa zu erreichen versuchten. Dann haben Sie Ihren Schweinehund ganz sicher auf Ihrer Seite!

IMMER AUF DEM BODEN BLEIBEN ...

Egal, wie Ihr Schweinehund arbeitet und welche Art Motivation Sie anzutreiben vermag: Die Grundmotivation für mehr Fitness sollte vor allem Ihre eigene Gesundheit sein. Und das kleinste gemeinsame Vielfache ist hier das gemütlich-gemächliche Ausgleichstraining. Langsam, aber immer etwas länger. Und dieses kleinste gemeinsame Vielfache vereint Sie mit allen bekannten Sportlern dieser Welt. Jeder Sprinter, Zehnkämpfer und Fußballer absolviert ein sogenanntes Grundlagentraining. Natürlich haben auch Fußballer Schwierigkeiten, sich dafür zu motivieren: Rennen, ohne einen Ball zu sehen, wo soll da der Sinn sein? Aber sie tun es trotzdem. Weil sie wissen, dass es ein Stück auf dem Weg ist, der sie zu ihrem persönlichen »Zielbild« bringt.

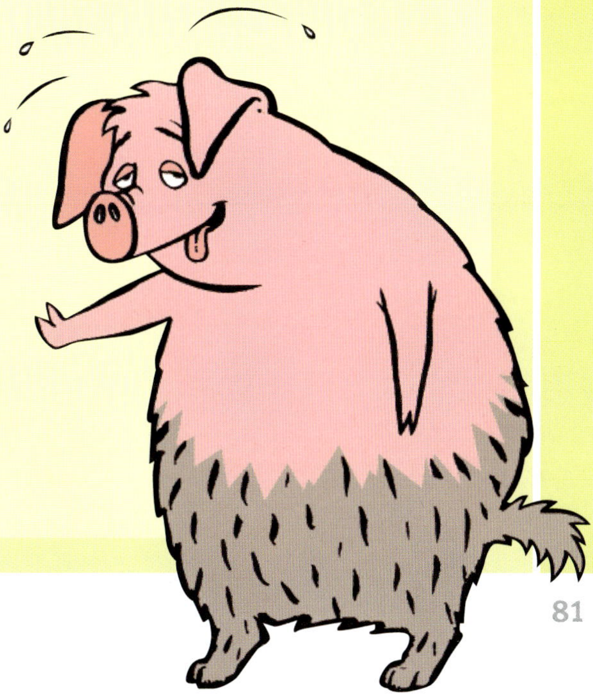

Sind Sie unterfordert?

Waren Sie zu zaghaft – haben Sie Ihre Ziele zu niedrig angesetzt? Oder waren Sie früher einmal fit, haben jetzt aber als Wiedereinsteiger Schwierigkeiten, ein angemessenes Programm zusammenzustellen? Nun fühlen Sie sich gelangweilt von Ihrem Fitnessprogramm. Sie sind enttäuscht, weil es nicht so recht vorangeht, der erwartete Spaß ausbleibt ... Am liebsten würden Sie alles hinwerfen. Oder gibt es doch noch eine Chance?

So schaffen Sie garantiert den Wiedereinstieg

Viele Menschen waren schon einmal recht fit: weil sie zum Beispiel als Schüler, in der Ausbildung oder während des Studiums regelmäßig Sport betrieben haben. Doch nach und nach wird der regelmäßige Squash-Abend vom Arbeitsessen verdrängt, der Alltag wird immer unbewegter. Typischerweise nehmen diese zuvor gut trainierten Menschen zunächst gar nicht zu. Doch innerlich findet unbemerkt ein Wandel statt: Wird ein Körper zu wenig bewegt, dann verwandeln sich Muskeln in Fett. Fett wiegt aber weniger als Muskeln, darum verändert sich anfangs das Gewicht kaum. Erst wenn schließlich das Fett auch unter der Haut zunimmt, das sogenannte subkutane Fett, schlägt der Zeiger der Waage nach oben aus. Trotz Fitnesserfahrung müssen auch früher sportliche Menschen zuerst wieder ihre Grundfitness aufbauen: um gesundheitliche

Risiken eines Kaltstarts auszuschließen und um die Fettverbrennung im niedrigen Pulsbereich zu trainieren. Drei Monate Grundlagenausdauertraining (siehe ab Seite 58) reichen aus, um die Grundfitness wieder herzustellen. Danach dürfen auch Tennis, Fußball oder andere Sportarten wieder auf Ihrem Trainingsplan stehen.

Wie geht es weiter für Gelegenheitssportler?

Gelegenheitssportler verfügen meist über eine Basis-Fitness (siehe Seite 34), aber diese wurde nicht kontinuierlich trainiert. In der Regel kann das Programm für Einsteiger sofort am Stück abtrainiert werden, weil eine Grundfitness schon vorhanden ist. Der Körper ist – noch – an Bewegung gewöhnt.

Grundlagentraining – die zweite Stufe

Das Training beginnt drei Monate nach dem Grundlagenausdauertraining 1 (siehe ab Seite 58). Um Ihr Programm angemessen zu steigern, ersetzen Sie beim Laufen den Vierer-Rhythmus (siehe Seite 59) durch den Dreier-Rhythmus: Also drei Schritte lang einatmen, drei Schritte lang ausatmen. Dadurch erhöht sich das Tempo. Außerdem wird die Fettverbrennung erhöht.
Jetzt können Sie Ihre Trainingseinheiten auf 45 bis 60 Minuten ausdehnen. Nach weiteren drei Monaten werden sich alle trainierten Muskelfasern in fettverbrennende Maschinen verwandelt haben. Wem es nur auf ein gesundes Ausgleichstraining ankommt, der hat jetzt schon die halbe Miete.

Die dritte Stufe: Extratraining

Sie können die vorgeschlagenen Übungen (siehe ab Seite 50) mit noch mehr Wiederholungen oder mithilfe eines Gymnastikballs durchführen. Ideal ist es, wenn Sie ein- bis zweimal pro Woche Ihr Krafttraining im Fitnessstudio absolvieren.

Die vierte Stufe: Fit für Fun

Jetzt kommen die Sportarten, die richtig Spaß machen! Durch die ersten drei Stufen wurden die Grundlagen gelegt, so dass Sie bei den nun folgenden Aktivitäten kein Herzinfarkt ereilt und Sie genügend Muskeln haben, die Sie vor Kreuzbandrissen und Bandscheibenvorfällen beim Tennisaufschlag bewahren. Die bisherigen Sportarten waren zwar sehr gesund, fördern aber kaum die Koordinationsfähigkeit. Diese ist aber besonders wichtig, um auch geistig jung und flexibel zu bleiben. Erlaubt ist jetzt, was Lust macht: Aerobic, Tennis, Fußball, Handball, Basketball, Squash. Auch Tanzen und Reiten sind empfehlenswert (siehe ab Seite 89). Nach und nach können Sie die Trainingseinheiten aus Stufe eins und zwei durch diese Stop-and-go-Sportarten ersetzen, die ohne die ersten drei Stufen leider ungesund sind.

Ihr Schweinehund hat Charakter

Haben Sie schon einmal darüber nachgedacht, was Ihrem Schweinehund ganz besonders gefällt? Was könnte ihn zum Beispiel am Sport reizen? Sich mit anderen zu vergleichen? Oder kann er sich nur über das Spiel mit der Bewegung anfreunden? Auf den folgenden Seiten können Sie mehr darüber erfahren, wie Sie Ihren Schweinehund auf ganz individuelle Art bei der Stange halten!

Wie gut kennen Sie Ihren Freund?

Schweinehunde sind so verschieden wie Menschen: Es gibt Schweinehunde, die auf ganz klare Strukturen und feste Grenzen stehen. Andere dagegen mögen den Wettkampf ganz besonders. Und die nächsten wieder sind Spielernaturen: Sie wollen vor allem Abwechslung und immer wieder neue, aufregende Reize. Klar, das wissen Sie auch schon. Oder haben Sie etwa nicht oft das Gefühl, dass bei allem, was Sie beginnen, immer wieder sehr ähnliche Argumente von Ihrem inneren Schweinehund kommen? Wäre es nicht interessant, Ihren inneren Schweinehund näher kennenzulernen und so besser mit ihm umgehen zu können? Vielleicht erkennen Sie Ihren eigenen Freund auf den folgenden Seiten wieder. Und dabei erfahren Sie auch gleich, welche Sportarten Ihrem Schweinehund ganz besonders gefallen könnten – und damit wohl auch Ihnen selbst.

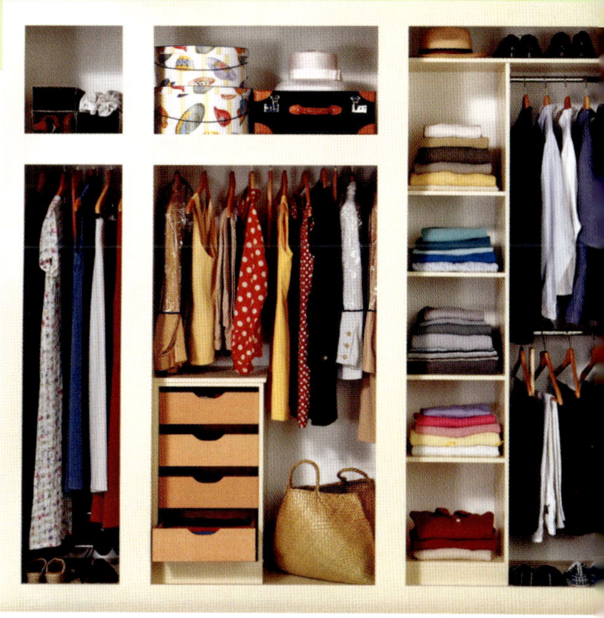

Alles akkurat aufgeräumt, verlässliche Abläufe, jeden Tag das gleiche Programm: So mag der Gewohnheits-Schweinehund das Leben.

Welcher Typ ist Ihr innerer Schweinehund?

Ihren Schweinehund besser kennenzulernen, hilft Ihnen, sich selbst besser einzuschätzen und damit auch Ihre Veränderungsbereitschaft.

Der Münchner Psychologe Dr. Hans-Georg Häusel beschäftigt sich seit vielen Jahren mit Neuropsychologie und deren Verbindung zum Alltagsleben. Nach neueren Erkenntnissen wird unser scheinbar freier Wille viel stärker von unserem limbischen System (dem »emotionalen Gehirn«) beeinflusst als von unserem Großhirn (dem »logisch-vernünftigen Gehirn«). Und dies wirkt sich unmittelbar auf unsere täglichen Entscheidungen aus. Das begründet, wieso selbst hochdotierte Manager zu irrationalen Handlungen fähig sind. Fusionen scheitern am Machtgehabe des Vorstandschefs – umgekehrt werden Produkte zu Topsellern, weil sie den unbewussten Bedürfnissen der Kunden entsprechen.

Je nachdem, welcher Bereich dieses limbischen Systems beim Einzelnen dominanter ist, kann man drei Persönlichkeitstypen unterscheiden. Diese sogenannten cerebralen Verhaltensprofile kann man an bestimmten (uns meist unbewussten) Verhaltensmustern erkennen, die manchmal positiv wirken, manchmal aber auch nicht. Grundsätzlich hat nämlich jeder Mensch Anteile aller drei Verhaltensmuster in sich, diese sind aber je nach Typus bei jedem unterschiedlich stark ausgeprägt.

Alles in Ordnung: der Gewohnheits-Schweinehund

Wäre Ihr Schweinehund ein Mensch, wäre er wohl am liebsten Verwaltungsangestellter oder Sachbearbeiter. Auf jeden Fall hätte er einen Beruf, der seiner Vorliebe für das Konstante, Gleichbleibende, Ordentliche entsprechen würde. Aufgaben, die eine höhere Flexibilität voraussetzen, liegen ihm dagegen weniger. Er liebt nichts mehr als das Vorhersehbare. Rituale könnten von ihm erfunden worden sein! So ist es auch im Privaten: Er würde am liebsten immer wieder das gleiche Urlaubsziel ansteuern, immer im selben

Hotel, womöglich sogar im selben Zimmer wohnen. Ausflüge würde er vorher peinlich genau planen, während er sich in ungewohnter Umgebung meist unwohl fühlen würde.

So begeistern Sie den Gewohnheits-Schweinehund für den Sport:

Ordentlich, pünktlich, gut strukturiert: Diese Persönlichkeitsmerkmale können durchaus hilfreich sein – dann, wenn der Schweinehund schon zum Freund geworden ist. In diesem Fall wird nämlich nichts den Trainingsplan umstoßen, da Veränderungen bei ihm höchst unbeliebt sind. Allerdings ist der Start entsprechend schwierig: Wenn der Schweinehund die Angewohnheit hat, sich häufig auszuruhen, bevor er überhaupt müde ist, wird es schwer sein, ihn in Trab zu versetzen. Eine Veränderung innerhalb dieses Verhaltensprofils ist nur in ganz kleinen Schritten und mit viel Geduld möglich. Zwingen Sie diesen Schweinehund zu einer plötzlichen größeren Veränderung, werden Sie auf massiven Widerstand und Gegenwehr stoßen. Er ist von allen Schweinehunden derjenige, der Regelmäßigkeit am dringendsten braucht, sonst schafft er es nicht, eine neue Gewohnheit zu etablieren.

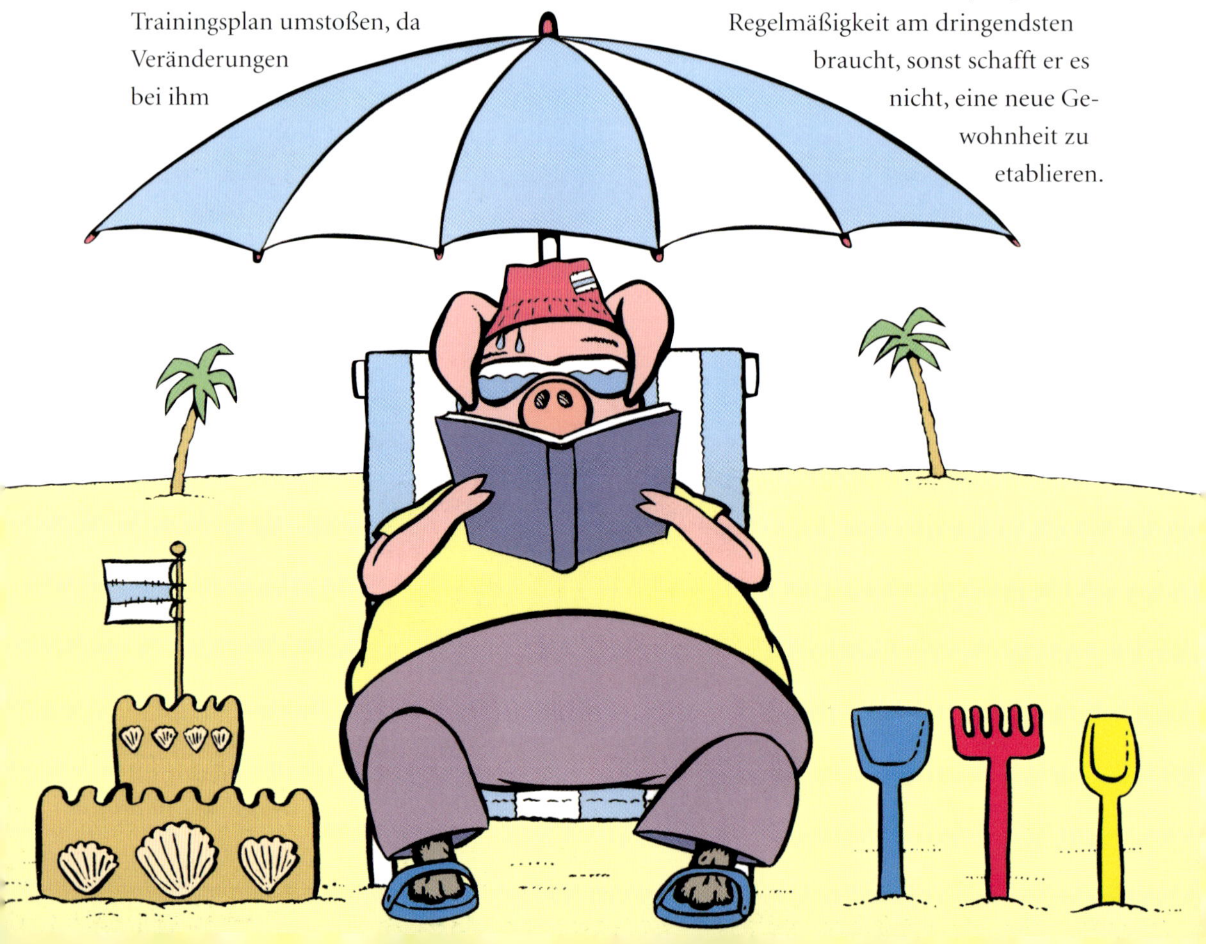

Nach einigen Monaten ist allerdings auch der gewohnheitsverliebte Sportmuffel zum Ausdauersportler geworden. Das hat dann den Vorteil, dass ihn wirklich absolut nichts mehr aus der Bahn wirft – Sport ist seine neue, liebgewordene Gewohnheit!

Immer am Drücker: der Chef-Schweinehund

Der Chef-Schweinehund als Mensch? Er würde gerne Verantwortung tragen, wäre konsequent und daher auch in den Chefetagen dieser Welt zu finden. Da dieser Schweinehund aber erstaunlich vernünftig ist und es liebt, als Vorbild zu glänzen, wird er einen auch nicht so stark hindern, in puncto Bewegung mit gutem Beispiel voranzugehen. Insgeheim mag er es vor allem, andere zu beeindrucken, selbst wenn dafür etwas Bewegung erforderlich ist.

So begeistern Sie den Chef-Schweinehund für den Sport:

Die Trainingseinheiten werden, wenn der Sinn erst einmal verstanden ist, eher lässig und mit Leichtigkeit absolviert – dieser Schweinehund liebt es häufig, wenn Sie in der Gruppe trainieren (klar: am besten ganz vorn dran!). Voraussetzung ist allerdings, dass emotionales und rationales Gehirn so gut zusammenarbeiten, dass der Schweinehund bereit ist, bekanntes Wissen in die Tat umzusetzen.

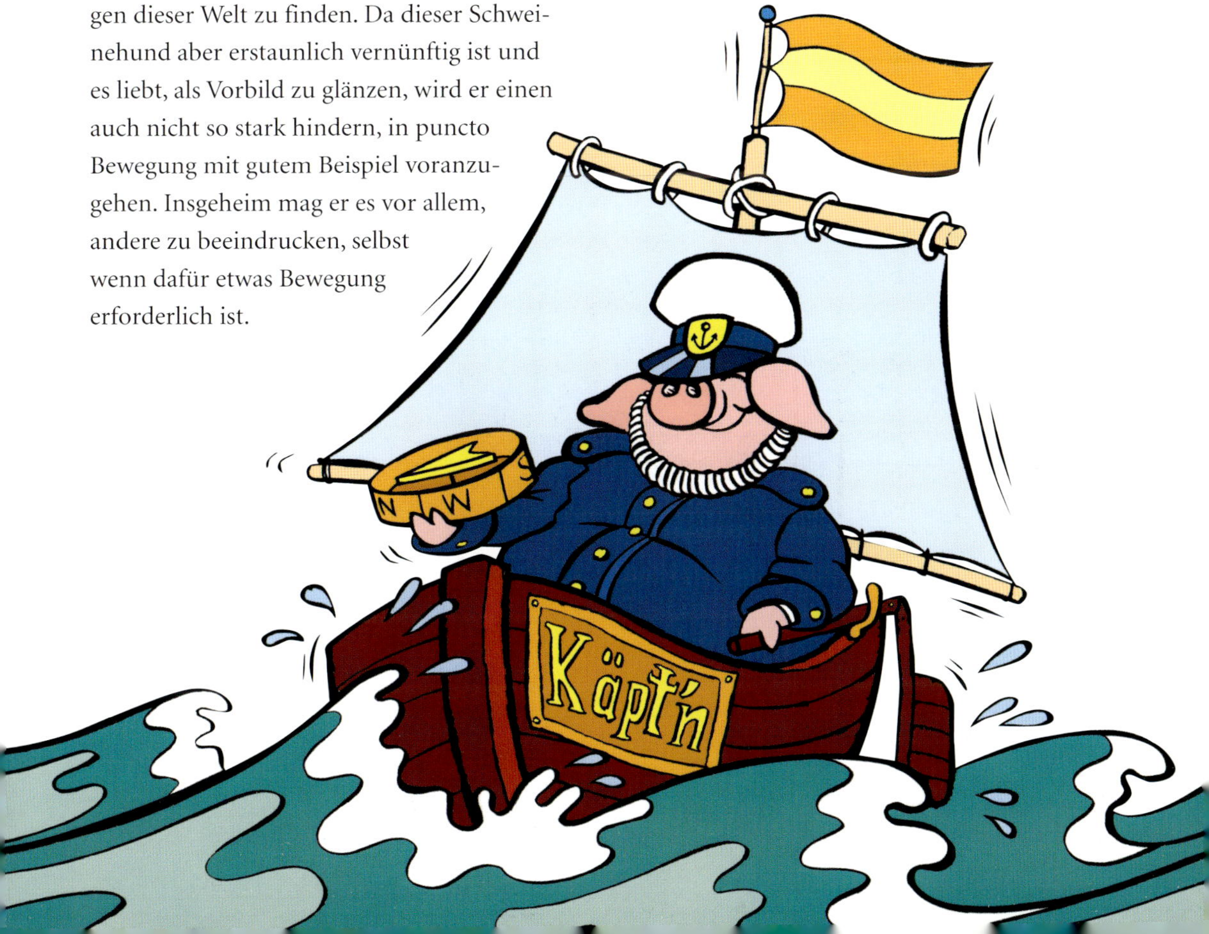

Voller Ideen: der Neugier-Schweinehund

Sobald ein Ball rollt, wird er wach, aber das einsame Joggen durch den Wald findet er eher langweilig. Er erscheint sprunghaft und chaotisch. Mit dem Durchhalten hat er oft Probleme.

Wenn Sie einen Neugier-Schweinehund bei sich haben, werden Sie es vermutlich etwas schwerer haben, Regelmäßigkeit in Ihren Tagesablauf zu bekommen. Denn dieser Schweinehund »sabotiert« einfach viele Gewohnheiten durch ständig neue Ideen. Doch auch er lässt sich zähmen.

So begeistern Sie den Neugier-Schweinehund für den Sport:

Entwickeln Sie möglichst abwechslungsreiche Trainingspläne, die auch noch ausreichend Flexibilität erlauben.

Das heißt: Legen Sie eher Zeiten für den Sport fest als die konkrete Bewegungsart, lassen Sie den Neugier-Schweinehund diesbezüglich kreativ mitentscheiden. Wenn er bestimmen kann, ob heute Rad gefahren, gelaufen oder geschwommen wird, macht er bestimmt auch gern mit.

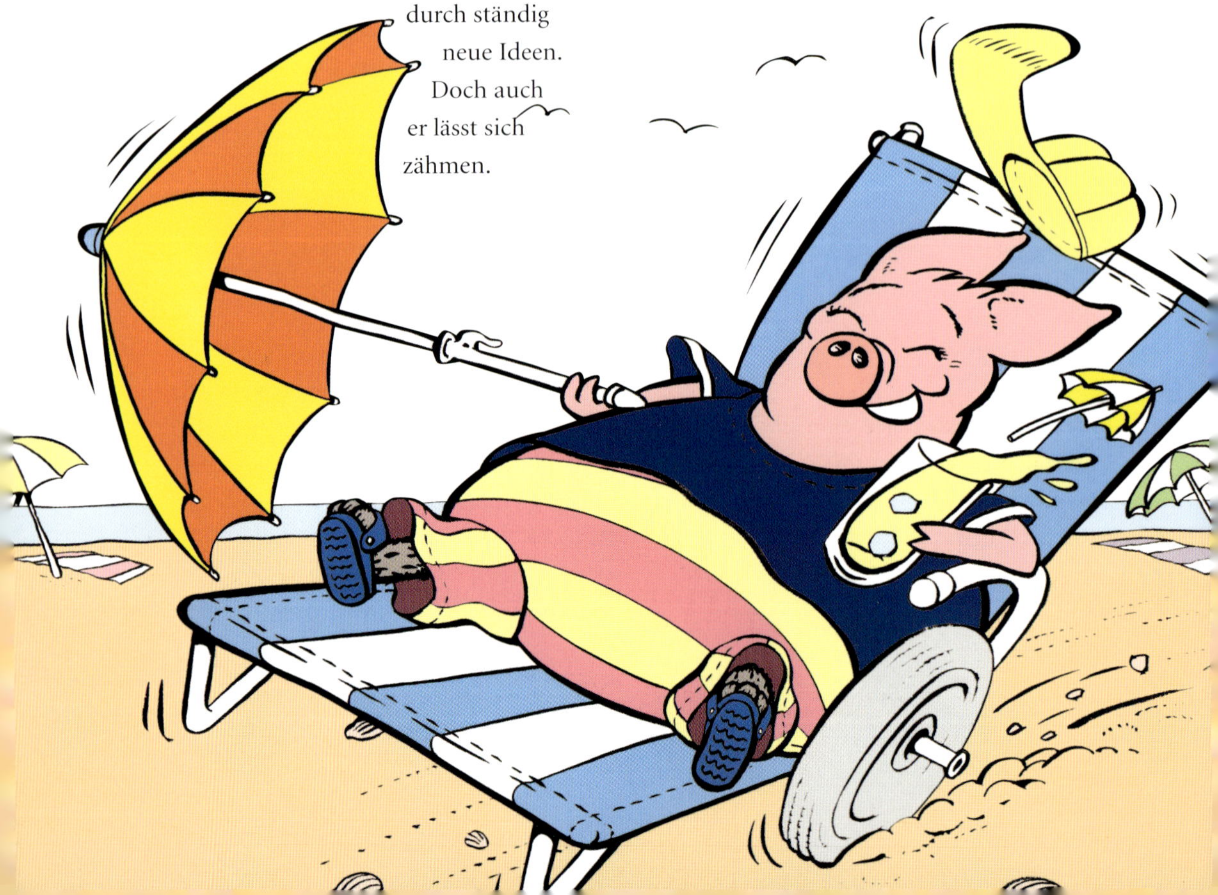

Die Top Ten des Ausdauersports

Laufen ist nicht Ihre Lieblings-Sportart? Immer nur auf dem Fahrrad – das ist Ihnen zu langweilig? Sie würden gern mal etwas Neues ausprobieren, sind sich aber nicht ganz sicher, welche Sportarten dafür in Frage kommen könnten: Spaß soll es machen und Ihre Ausdauer wollen Sie natürlich auch weiterhin trainieren. Hier finden Sie zehn Sportarten, die wir empfehlen können!

So trainieren Sie vernünftig

Dr. Thomas Wessinghage, ehemals 5000-Meter-Europameister, heute Orthopäde und Chefarzt der Reha-Klinik Damp an der Ostsee, unterteilt die Sportarten in solche, die gesund sind, und andere, die Spaß machen. Grundlagentraining wie langsames Laufen, Radfahren und Schwimmen ist gesund – viele haben aber mehr Spaß mit Fußball, Tennis oder Squash. Diese Sportarten sind jedoch für Einsteiger weniger geeignet, da sie eine schon vorhandene Grundfitness voraussetzen. Wer den ganzen Tag am Schreibtisch sitzt und nur am Freitag mit seiner Altherrenmannschaft den Fallrückzieher übt, der kann froh sein, wenn es beim Kreuzbandriss bleibt und nicht sogar zu einem Herzinfarkt kommt, denn richtig fit ist er nicht. Fußball macht vielen vielleicht Spaß, er fördert allein aber nicht die Gesundheit! Darum sei es nochmals gesagt: Jeder Fußballer trainiert wie alle anderen ernsthaften Sportler zuerst seine Grundlagenfitness und erst dann seine sportliche Spezialdisziplin. Die Basis jedes Fitness-Programms bildet immer das Herz-Kreislauf-Training, nur so kann Sport gesund halten.

1. Laufen

Fitnessfaktor

Laufen ist der ideale Sport, um Kondition zu bekommen. Einsteiger sollten wie gesagt am besten mit einem Mix aus Laufen und Walken beginnen, um dann die Geh- zugunsten der Joggingphasen zu reduzieren.

Funfaktor

Selbst wenn Sie zur Zeit noch kein begeisterter Läufer sind: Wenn Sie das Laufen richtig angehen, fällt Ihnen die Steigerung nicht schwer, und Sie werden mit Freude bemerken, dass Sie nach dem Joggen nicht mehr so aus der Puste sind. Entspannt können Sie sich im Treppenhaus mit Ihrem Nachbarn unterhalten, ohne dass Sie vom Treppensteigen völlig außer Atem geraten.
Die Sportart ist leicht und einfach auszuüben, man ist an der frischen Luft, kann es fast überall machen – und auch Laufwettbewerbe kommen immer mehr in Mode. Kein Wunder, dass Joggen zusammen mit Biken zu den beliebtesten Ausdauersportarten gehört.

2. Biken

Fitnessfaktor

Ähnlich wie beim Joggen. Bei diesem Ausdauertraining stärken Sie Ihr Herz-Kreislauf-System sowie die Lunge, die Durchblutung der Muskeln wird verbessert, und Biken stärkt wie alle Ausdauersportarten die Immunabwehr. Eingerostete Gelenke werden optimaler mit Gelenkflüssigkeit versorgt, Sehnen und Bänder durch die zyklische Bewegung auf schonende Weise gestärkt. Nebenbei werden beim Strampeln auch noch kleine Fettdepots abgebaut, weil der Körperfettanteil durch den ebenfalls in Bewegung gesetzten Fettstoffwechsel sinkt. Leider geschieht das nicht innerhalb von einigen Wochen Training, Sie sollten für sichtbare Erfolge schon ein halbes Jahr durchhalten.

Funfaktor

Es kann ein wunderbares Gefühl sein, in frischer Luft durch die Landschaft zu radeln, den Wind im Gesicht zu spüren und immer neue Strecken zu erkunden. Viele erleben ein Gefühl von Freiheit und Vitalität. Biken in der Gruppe verstärkt oft den Funfaktor.

3. Inlineskaten

Fitnessfaktor

Unter Ausdaueraspekten kann dieser Rollsport mit Jogging mithalten, die gleitende

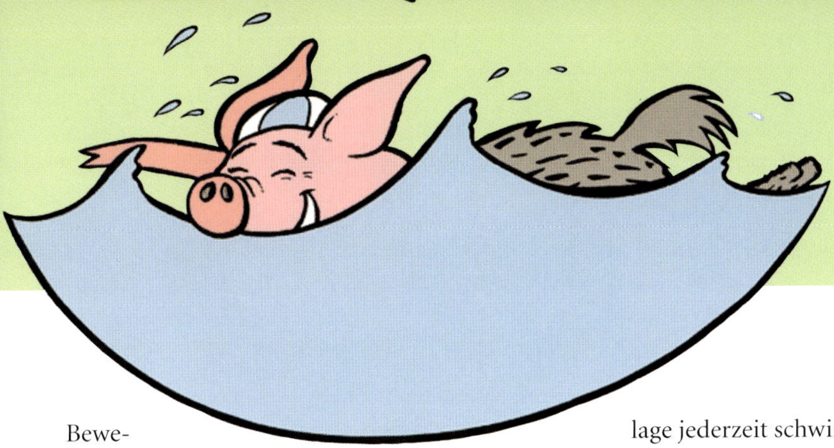

Bewegung belastet Fuß- und Kniegelenke zudem deutlich weniger. Untersuchungen zeigten, dass vor allem lockeres Skaten im Freizeittempo einen optimalen Trainingseffekt bringt.

Funfaktor

Viele Fahrtechniken bis hin zum Freestyle. Während der sommerlichen Blade-Nights in zahlreichen deutschen Städten kann man dynamisch durch die zu autofreien Zonen erklärten Hauptverkehrsstraßen kurven – da lacht auch Ihr Schweinehund!

4. Schwimmen

Fitnessfaktor

Der Wassersport kräftigt die Muskulatur, verbessert die Kondition und entspannt zugleich die Seele – das müsste jeden Schweinehund überzeugen. Da der Auftrieb des Wassers den Körper schwerelos macht, werden die Gelenke geschont. Zugleich ist Schwimmen ein hervorragendes Koordinationstraining, da besonders ein Wechsel von Brust-, Kraul- oder Rückenstil das Zusammenspiel verschiedener Muskeln fordert.

Funfaktor

Ein großes Angebot an Hallenbädern ermöglicht, dass man unabhängig von der Wetterlage jederzeit schwimmen kann. Und bei Sonne lockt der See oder das Meer – wenn das keinen Spaß macht!

5. Spinning

Fitnessfaktor

Gezieltes Herz-Kreislauf-Training; Kräftigungsübungen in der Sportgruppe.

Funfaktor

Im Gegensatz zum eher öden Ergometertraining bietet das Spinning-Standrad mit seiner schweren Schwungscheibe ein Fahrgefühl, das eher ans Outdoor-Radeln erinnert. Zudem sorgen simulierte Berg- und Talfahrten sowie Zwischensprints zu Musik für Trainingsspaß und Durchhaltevermögen.

6. Golf

Fitnessfaktor

Aufgrund der langen Spieldauer wirkt dieser Sport entspannend und ausgleichend; er regt besonders den Fettstoffwechsel an.

Funfaktor

Manche denken vielleicht, Golf sei langweilig. Aber man kann mit Freunden Wochenenden gemeinsam verbringen und neue Spielvarianten erfinden, wenn man von der klassischen Score-Card-Notation abweicht.

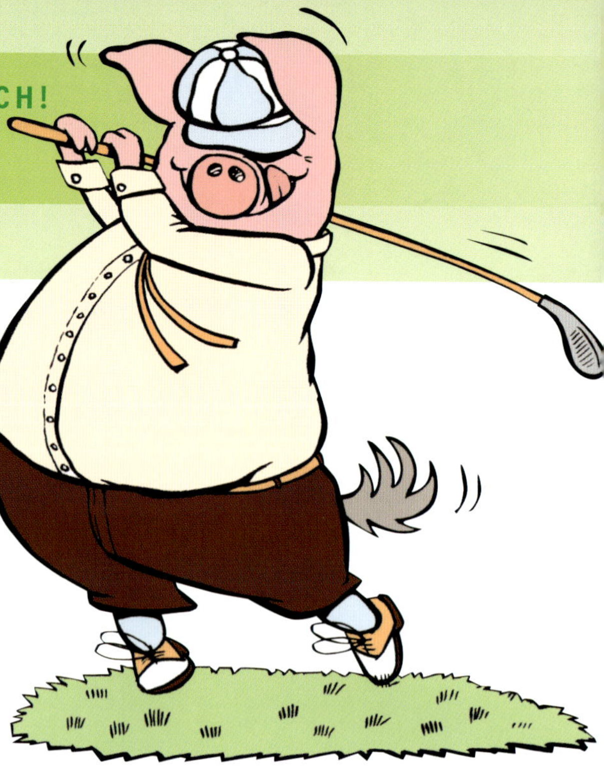

7. Nordic Walking

Fitnessfaktor

Beim Gehen mit Stöcken wird die Ausdauer gesteigert. Wer die richtige Technik anwendet, kann bis zu 90 Prozent der Muskeln beanspruchen, sehr gelenkschonend.

Funfaktor

Beim Nordic Walking kommt man fast nie aus der Puste. Deshalb schaffen es sogar Einsteiger ohne Weiteres, ein bis zwei Stunden am Stück zu trainieren.

8. Snowboarding

Fitnessfaktor

Trainiert in hohem Maße die Bein- und Rumpfmuskulatur, fördert Ausdauer, Kraft und Körperkoordination.

Funfaktor

Trendsport für jugendliche und jung gebliebene Schnee- und Bergfreaks.

9. Wanderreiten

Fitnessfaktor

Bauch und Rücken werden trainiert, weil man den Oberkörper gerade und stabil halten soll, die Beinmuskeln werden gekräftigt. Relaxt und kräftigt die Seele.

Funfaktor

Ideal für Einsteiger: Beim Wanderreiten muss man nicht Bahnfiguren in der Halle absolvieren, sondern geht gleich raus in die Natur. Der Kontakt mit dem Pferd ist für viele wohltuend.

10. Aerobic

Fitnessfaktor

Der Anspruch des Herz-Kreislauf-Trainings wird schonend gesteigert, fördert die motorischen Grundfähigkeiten wie Kraft, Ausdauer und Koordination; der Stoffwechsel wird angeregt, die Muskulatur gekräftigt.

Funfaktor

Durch eine mehr oder weniger komplizierte Choreografie wird es nie langweilig; wer Freude an tänzerischen Elementen hat, dem macht wahrscheinlich Dance-Aerobic besonders viel Spaß.

Gemeinsam mit anderen sind Sie stärker

Statt einsam und allein auf weiter Flur stehend gegen Ihren inneren Saboteur anzukämpfen, sollten Sie lieber nach dem Motto »Gemeinsam mit anderen bin ich stark« handeln. Oder aber mit sich selbst und anderen verbindliche Abmachungen treffen. Wie das geht, erfahren Sie hier.

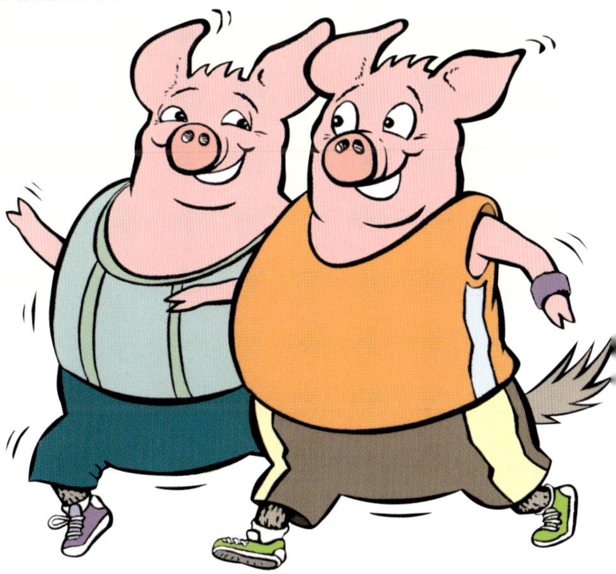

Verbündete finden

Stellen Sie sich vor, Sie wachen an einem Wintermorgen bei eiskaltem Schneeregen auf und fühlen beim ersten Blick aus dem Fenster den Impuls, Ihr geplantes Laufprogramm zu streichen. Doch Sie wissen, dass zwei Ihrer Freunde draußen auf Sie warten. Das wollen Sie nicht auf sich sitzen lassen, so sehr Ihr innerer Schweinehund auch jammern mag. Zehn Minuten später laufen Sie zu dritt durch den Stadtpark … und drei Schweinehunde hinter Ihnen her. Später beim gemeinsamen Frühstück gestehen Sie sich gegenseitig ein: Keiner von Ihnen wäre an diesem Morgen freiwillig allein zum Laufen gegangen.

Vereinbarungen mit anderen und gemeinsame Aktionen gehören zu den stärksten Hilfen gegen (anfängliche) Einwände des inneren Schweinehundes. Besonders schützen sie einen vor den bekannten Ausnahmefallen, denn wo man allein leichter mal nachgeben würde, fällt es viel schwerer, wenn man vor anderen »das Gesicht verliert«. Deshalb:

Verabreden Sie sich zum gemeinsamen Training.

Egal, ob Sie das Laufen, Radfahren, Rudern oder Fitnesstraining etablieren möchten. Wichtig ist nur, dass die Gruppe homogen, also mit annähernd gleichem Niveau ist. Denn der Langsamere fühlt sich überfordert, wenn er ständig versuchen muss mitzuhalten, der Schnellere unterfordert und frustriert, wenn er sich dauernd wegen der anderen bremsen muss. Und Sie wissen ja: Überforderung wie Unterforderung sind die Motivationskiller Nummer eins.

Suchen Sie Orte mit Gleichgesinnten auf.

Wenn mehrere Personen das gleiche Ziel verfolgen, wirkt dies ungemein motivierend. Viele Studierende haben schon erfahren, wie sehr es die eigene Disziplin und Konzentration unterstützen kann, in einer Bibliothek zu lernen, wo andere auch still hinter ihren Büchern sitzen. Und für viele Menschen ist es einfacher, gemeinsam im Fitnessstudio zu schwitzen als einsam auf dem Hometrainer, vor allem wenn sie die im Studio angebotenen Gruppenprogramme wahrnehmen. Für schwierige Vorhaben lassen sich sogar Vereine mit Gleichgesinnten finden. Und oft fühlt man sich beim Training mit einem Partner oder in einer Gruppe aufgehobener, und es kann einfach mehr Spaß machen, miteinander unterwegs zu sein.

Meiden Sie negativ eingestellte Mitmenschen.

Halten Sie sich fern von Skeptikern, Frustrierten, Pessimisten, Zynikern, Nörglern oder sonstigen Miesmachern, die nicht nur selbst resigniert haben, sondern auch noch andere abhalten wollen, ihr Leben umzukrempeln. Leider ist der Neid gegenüber Erfolgreichen weit verbreitet, und mancher, der seinem Schweinehund die Herrschaft überlassen hat, gönnt es auch anderen nicht, den ihrigen zu zähmen. Lassen Sie sich also von anderen Ihr neues Fitnessleben nicht vermiesen.

Vorhaben durch Commitments absichern.

Treffen Sie nicht nur eine verbindliche Abmachung mit sich selbst, sondern gehen Sie auch ein Commitment gegenüber anderen ein. Dies kann ein Freund, die Familie, Ihre Firma, ja sogar die Öffentlichkeit sein. Einen öffentlich verkündeten Vorsatz gibt

man nicht so leicht auf! Es kann manchmal sogar hilfreich sein, wenn ein Freund oder Coach in vereinbarten Zeitabständen telefonisch oder persönlich nach dem Stand der Dinge fragt.
Oder Sie verpflichten sich, zum Beispiel einmal pro Woche »Rapport« zu geben, und sei es nur durch eine Postkarte oder eine Mail (»Alles okay – ich bin dabei!«). Die Wirkung der regelmäßigen Kontrolle gehört auch zum Erfolgsrezept der Weight Watchers.

Holen Sie sich den »return on investment«.

Wenn Sie zu den Menschen gehören, die mit Geld sehr umsichtig umgehen, und meistens an einer guten Rendite interessiert sind für jede Investition, die sie tätigen, dann könnte es sein, dass Sie Ihren Schweinehund auf folgende Weise überlisten: Melden Sie sich doch einfach beim besten Fitness-Studio in Ihrer Gegend an, ja, schließen Sie möglicherweise sogar gleich einen 2-Jahres-Vertrag ab. Wenn Sie wirklich den return on investment erhalten wollen, werden Sie dann Ihre Mitgliedschaft leichter und häufiger nutzen. Vielen Menschen fällt es nun mal schwer, eine finanzielle Investition ungenutzt verpuffen zu lassen, und das ist wohl auch gut so. Würden Sie teuer erstandene Laufschuhe, ein neues Fahrrad oder ein Trimm-dich-Gerät ungenutzt stehen lassen? Der Kauf eines teuren Sportgerätes kann gewissermaßen »Sogkraft« entfalten. Sonst wäre es ja »schade ums Geld«.
Das mag vielleicht nicht die ideale und einzig entscheidende Antriebskraft sein, aber für manch einen kann es sich als zusätzlicher Anreiz auswirken. Warum also sollten Sie ihn ungenutzt lassen?! Der Kauf oder die Anmeldung im Fitnessstudio sind ja außerdem schon der erste Schritt! Wenn Sie dranbleiben, haben Sie tatsächlich einen guten »return on investment«.

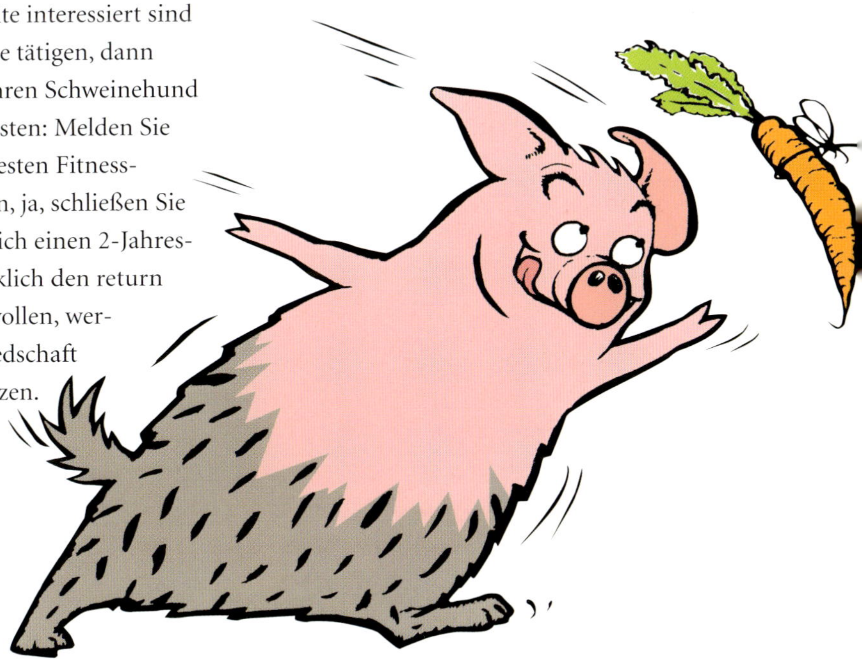

5

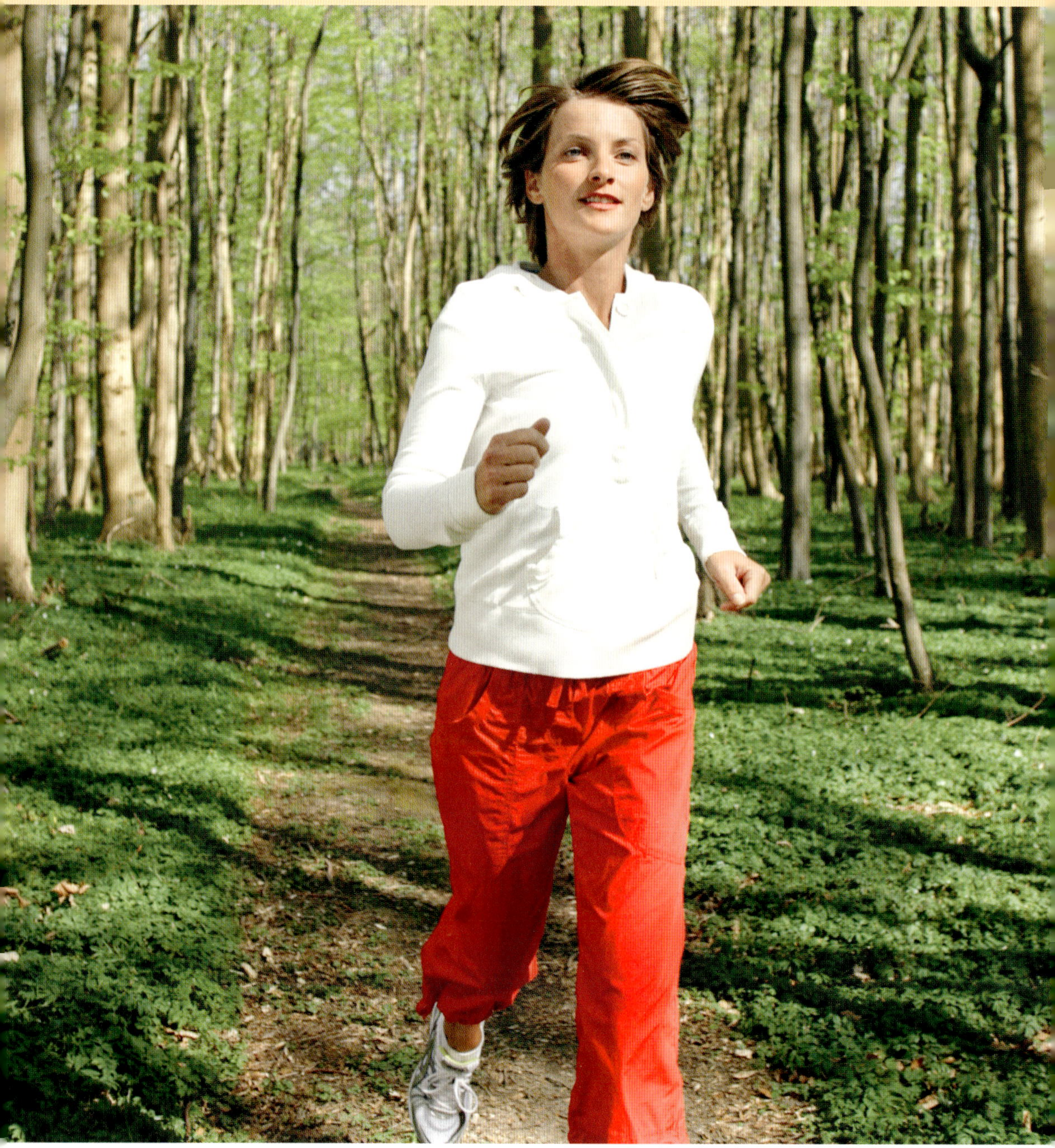

So bleiben Sie fit!

Es ist Ihnen gelungen, Sie haben Ihren Schweinehund weitgehend gezähmt. Dennoch: Achten Sie immer noch auf seine Ausreden. Stabilisieren Sie außerdem Ihr Fitness-Programm durch sonstige Bewegungsmöglichkeiten. Und vergessen Sie nicht: Zu einer guten Fitness gehören auch Stressmanagement, Entspannung und gesunde Ernährung.

Achtsamkeit erhält die Freundschaft

Sie haben Ihren Schweinehund auf Ihrer Seite. Meistens. Trotzdem ist es gut, ihn im Auge zu behalten. Denn immer wieder meldet er sich zu Wort und legt Ihnen dann gern die folgenden Ausreden in den Mund. In diesen Momenten ist es hilfreich, auf seinen Widerspruch gefasst und mit Argumenten gerüstet zu sein. Dazu ein paar Tipps, wie Sie reagieren können.

Ertappen Sie sich selbst: Ausreden und Antworten

Vier der häufigsten Schweinehund-Ausreden lesen Sie hier – und auch jeweils eine schlagfertige Antwort, mit der Sie kontern können.

1. Ausrede: »Das ist doch öde, immer nur zu joggen, Rad zu fahren oder zu walken.«

Fortgeschrittene stecken in der Krise, wenn sie nach jahrelangem Training plötzlich das Gefühl haben, ihr Sport sei so interessant wie das tägliche Fernseheinerlei. Besonders, wenn Sie einen Neugier-Schweinehund (siehe Seite 88) zu Hause haben, wird dieser nach Abwechslung dürsten! Irgendwann reicht's ihm, und Sie haben wie er das Gefühl, jeden Grashalm und jeden Pflasterstein auf Ihrer Laufstrecke zu kennen.
Als Jogger oder Biker hilft manchmal eine neue Route. Wenn das nichts nützt, dann könnten Sie auch eine völlig neue Sportart

ausprobieren (Anregungen ab Seite 90). Vor allem Chef-Schweinehunden (siehe Seite 87) gefällt nun vielleicht doch die Idee, mal an einem Wettkampf teilzunehmen. Stadtlauf, Halbmarathon oder Ähnliches – das könnte dem für Sie beide langweiligen Einerlei wieder neuen Reiz geben. Auch eine Idee: Wenn Sie bisher nur allein mit Ihrem Schweinehund joggen, könnten Sie mal vom Einzel- zum Gruppentraining wechseln.

2. Ausrede: »Wegen einer Krankheit musste ich mit dem Sport aussetzen. Danach bin ich nicht mehr in die Gänge gekommen.«

Klar, wer länger aussetzt – aus welchen Gründen auch immer –, hat es schwer, wieder zu seinem Rhythmus zu finden. Viele steigen dann aus, weil sie nicht mehr sofort die Leistungsfähigkeit erreichen, die sie vor der Zwangspause hatten. Und bevor sie sich auf das Niveau eines Einsteigers herablassen, geben sie lieber gleich ganz auf. Das ist jammerschade! Wer mit großer Gelassenheit und ohne Druck in kleinen Schritten vorgeht, kommt relativ schnell wieder auf den alten Level!

3. Ausrede: »Bessere Ergebnisse bekomme ich ja doch nicht hin.«

Viele Sportler betrachten ihr Tun als eine Leistung, bei der im Vordergrund bestimmte Messergebnisse liegen. Und wenn sie nach einiger Zeit merken, dass sie nicht so schnell und ausdauernd Fahrrad fahren können wie einer ihrer sportlicheren Bekannten, dann stellt sich leicht Frust ein.
Vergessen Sie einfach mal die Messlatte und stellen Sie sich vor, dass das, was Sie gerade tun, einen großen Lustfaktor hat: nämlich dann, wenn Sie es nur aus Freude an der Bewegung machen. Als geübter Freizeitsportler haben Sie übrigens beste Chancen, genau an der Grenze zur Herausforderung in den Flow zu kommen (siehe ab Seite 77) – eine gute Erfahrung, die Ihnen deutlich mehr bedeuten kann als eine Zahl auf der Stoppuhr. Und es gibt ja noch weitere Aspekte, die glücklich machen können! Die Natur, die netten Sportfreunde …

4. Ausrede: »Heute habe ich wirklich keine Zeit!«

Das ist die häufigste und weitverbreitetste Ausrede des Schweinehundes, und eigentlich ist es ein Lügenmärchen, was er Ihnen da auftischt. Natürlich kann es sein, dass Sie für Ihr übliches Trainingsprogramm von beispielsweise 30 bis 40 Minuten an manchen Tagen die Zeit nicht haben. Ein Minimum-Programm lässt sich aber verwirklichen. 15 oder 10, vielleicht sogar nur 5 Minuten: Die werden, wenn Sie ganz ehrlich sind, wirklich immer drin sein. Die Joggingschuhe anziehen, einmal durchs Viertel laufen, das mag nicht weltbewegend sein, aber so bleiben Sie am Ball.

Immer mal was Neues ...

Auch wenn Schweinehunde Gewohnheitstiere sind: Nach einer Zeit, in der immer wieder dasselbe passiert, wünschen sich auch bequeme Schweinehunde mal etwas Neues! Probieren Sie doch mal eine neue Sportart aus. Oder integrieren Sie Bewegung auf eine völlig neue Art und Weise in Ihren Alltag. Ganz sicher: Das wird Ihrem inneren Schweinehund Spaß machen – und Ihnen auch!

Um sich für sportmüde Momente zu wappnen, ist es sinnvoll, sich nach Alternativen umzuschauen, die Ihnen erneut Freude am Sport schenken! Egal was Sie ausprobieren – Hauptsache, Sie finden wieder Spaß an Aktivität, und Ihr innerer Schweinehund fühlt sich nicht bedrängt. Je mehr Freiraum er spürt, umso eher können Sie ihn immer wieder für neue sportliche Abenteuer gewinnen. Ein guter Trick ist es auch, Bewegung auf ganz ungewohnte Weise in den Alltag zu integrieren, um vielleicht auch nach einer Fitnessflaute wieder Lust auf mehr zu bekommen.

Probieren Sie sich aus – vielleicht mit Pilates?

Versuchen Sie es doch mal mit einem Ganzkörpertraining, zum Beispiel mit Pilates. Bei dieser Methode geht es nicht um hektische, schnelle Bewegungen, sondern es werden Atemtechnik, Kraftübungen, Koordination und Stretching in harmonischen, fließenden Übungen kombiniert. Besonders wichtig ist dabei die hohe Konzentration auf die Übungen – und bildhafte Vorstellungen, die das Üben erleichtern. Beim Pilates werden nicht einzelne, sondern immer mehrere Muskelgruppen gleichzeitig gefordert, vor allem auch tiefer im Gewebe liegende Muskeln. Die Übungen sehen unspektakulär aus, haben's aber in sich! Und hinterher fühlt man sich rundum wohl, fit und energiegeladen, was sich in der inneren und äußeren Haltung widerspiegelt.

Die Technik hat längere Tradition, entwickelt wurde sie in den zwanziger Jahren vom Deutschen Joseph Pilates (1880–1965), der dafür tänzerische und Yoga-Elemente mit westlicher Gymnastik in Einklang brachte. Traditionell werden diese Übungen an bestimmten Maschinen ausgeführt, die die Wirkung noch verstärken. Vor allem Tänzer waren in Pilates' Studio in New York Dauergäste, noch heute schwören viele Prominente auf seine Technik.

Das Kraftzentrum bei dieser Body-Mind-Methode ist das »Powerhouse«, wie Pilates den Bereich um Bauch und Beckenboden nannte. Er war davon überzeugt, dass man nur Muskelbalance und inneres Gleichgewicht herstellen kann, wenn man über eine stabile Bauch- und Rückenmuskulatur verfügt. Eine seiner bekanntesten Bauchübungen nannte er »The Hundred«, sie kräftigt den Bauch und vitalisiert den Kreislauf (eine Buchempfehlung dazu finden Sie auf Seite 124).

10 Tipps, um Bewegung in den Alltag zu schmuggeln

Sie haben Ihrem Schweinehund und seinen kreativen Ausreden viel entgegenzusetzen, wenn Sie es schaffen, Bewegung auch auf anderen neuen Wegen zu einem Teil Ihres Alltags zu machen.

1. Hometraining bei Regen

Bewegung an der frischen Luft und in der Natur ist sicher die schönste Art des Trainings. Doch was tun, wenn's draußen Stein und Bein friert oder in Strömen regnet? Training im Sauerstoffüberschuss, sprich im aeroben Bereich, ist besonders gesund. Sauerstoffüberschuss hat aber nichts mit dem offenen Fenster zu tun, sondern wie beschrieben mit unserem richtigen Trainingspuls (siehe Seite 43). Und den richtigen Puls kann man auch im Fitnessstudio oder auf dem Hometrainer zu Hause erreichen. Darum ist gegen ein Indoor-Training überhaupt nichts einzuwenden.

Ein Tipp fürs Studio: Benutzen Sie an Regentagen zur Abwechslung ein anderes Gerät. Wer sonst immer läuft, der sollte mal aufs Fahrrad oder den Stepper umsteigen. Wer sonst draußen Rad fährt, der wählt im Studio das Laufband.

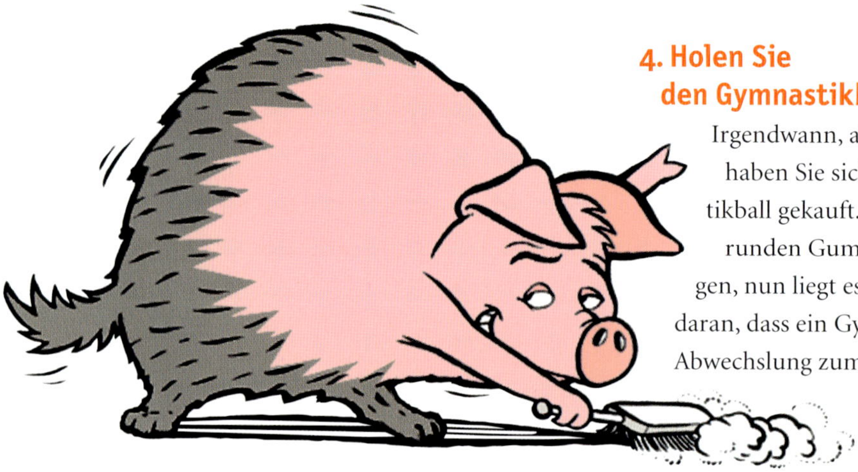

2. Spielen Sie Putzteufel

Wäsche aufhängen, den Parkettboden feudeln, Fenster zum Strahlen bringen – Sie brauchen gar nicht mal ins Fitnessstudio zu gehen, um ins gesunde Schwitzen zu kommen. Wenn Sie Ihre Lieblingsmusik dazu hören, bekommen Sie den richtigen Schwung und spüren nur noch Ihren Körper. Leichtsinnige Schweinehunde sind sogar schon dabei beobachtet worden, wie sie mit einem Staubwedel durch die Wohnung swingen.

3. Legen Sie sich einen heißen Reifen zu

Gerade mal fünf Minuten nichts zu tun? Dann greifen Sie zu einem Hula-Hoop-Reifen, den Sie um Ihre Hüften kreisen lassen. Diesen Plastikring gibt's in jedem Spiel- oder Sportgeschäft. Einsteiger können ein leichtes Modell wählen, für Fortgeschrittene gibt es auch Modelle mit 750 Gramm und mehr.

4. Holen Sie den Gymnastikball hervor

Irgendwann, als es gerade Mode war, haben Sie sich auch einen Gymnastikball gekauft. Ihr Interesse an dem runden Gummi war schnell verflogen, nun liegt es im Keller. Denken Sie daran, dass ein Gymnastikball eine gute Abwechslung zum Bürostuhl ist, denn er zwingt uns zum aktiven Sitzen. Ständig müssen wir unseren Schwerpunkt stabilisieren und können nicht wie ein nasser Sack im (Chef-)Sessel hängen. Diese Art zu sitzen trainiert den aktiven Halteapparat der Wirbelsäule, die Muskulatur. Wer lange nur im herkömmlichen Bürostuhl – so ergonomisch der auch sein mag – gesessen hat, der hängt irgendwann im passiven Halteapparat der Wirbelsäule, nämlich in den Bändern. Diese Menschen erkennt man daran, dass sie in der Seitenansicht einen Schildkrötenrücken haben. Die signifikante S-Form der Wirbelsäule hat sich in eine C-Form verwandelt. Die Muskelspannung fehlt. Die Folgen: Rückenschmerzen, Bandscheibenvorfälle bis hin zum häufigen spannungsbedingten Kopfschmerz – und das sind immerhin 40 Prozent der Kopfschmerzen.
Kurzzeitig ersetzt der Gymnastikball sogar mal das Fitnessstudio: Man legt die Füße hinten auf den Ball und geht vorn in den Liegestütz. Weil der Ball instabil ist, müssen

all die Muskeln, die an der Verspannung der Wirbelsäule beteiligt sind, unsere Längsachse stabilisieren. 30 Sekunden sollten Sie diese Stellung halten und dann wieder 30 Sekunden pausieren. Wer die Stellung schon gut hinbekommt, der sollte nun hinten einen Fuß anheben, dadurch wird das ganze System noch kippliger, und die Wirbelsäulenmuskulatur hat noch mehr Arbeit. Nach 30 Sekunden wieder Pause, danach wird der andere Fuß hochgehalten. Wer das schon gut beherrscht, der kann nun vorn diagonal zum angehoben Fuß einen Arm hochheben. Nun ist es extrem kipplig, und die Wirbelsäulenmuskulatur, die das ganze System stabilisiert, wird optimal trainiert. Es gibt wohl kaum ein Gerät im Fitnessstudio, das so viele verschiedene Muskeln gleichzeitig trainieren kann!

Und da man auch immer die »Gegenspieler« der einzelnen Muskelgruppen trainieren soll, müssen neben den Rückenmuskeln auch die Bauchmuskeln trainiert werden. Dazu geht man in den hinteren Stütz: Man sitzt auf dem Boden, die Arme hinten abgestützt, und hebt den Po an, bis der ganze Körper eine schräge Linie bildet. Manche sagen dann: »Geht nicht!« Der Po hebt nicht vom Boden ab oder hängt stark durch. Dann besteht schon ein deutliches Missverhältnis von Gewicht und Muskulatur. In vielen kleinen Schritten müssen die Muskeln dann wieder aufgebaut werden.

5. Machen Sie Powersprünge

Wann sind Sie das letzte Mal vor Freude in die Luft gesprungen? Versuchen Sie es einmal mit intensiven Sprungbewegungen, die in die Beine gehen und viel Power bringen – das können Sie überall zu machen, zu Hause oder auf jedem Rasen: Stellen Sie sich gerade hin, der Blick ist nach vorn gerichtet. Die Arme sind neben dem Körper ausgestreckt, die Hände leicht zu Fäusten geballt. Nun springen Sie aus dem Stand auf das rechte Bein und winkeln den linken Unterschenkel nach hinten an, dabei die linke Faust zur linken Schulter ziehen, der rechte Arm bleibt gestreckt. Danach ohne Pause auf das linke Bein springen und die rechte Faust an die rechte Schulter ziehen. Versuchen Sie drei bis vier Minuten lang im Wechsel von einem Bein aufs andere zu springen.

Sie können auch vier Minuten mit geschlossenen Füßen auf der Stelle hüpfen wie beim Seilspringen – und zum Ende hin Ihr Tempo steigern. Am besten klappt das bestimmt zu Ihrer Lieblingsmusik. Zu der können Sie übrigens auch jede beliebige eigene Choreografie hüpfen, tanzen oder turnen!

Oder Sie hüpfen – so wie Sie es früher als Kind getan haben – mal mit dem Seil! Seilspringen kostet fast nichts und macht ultrafit, das weiß jeder Boxer. Mit drei mal drei Minuten über den Tag verteilt kann man so auch einmal einen Regentag gut überbrücken, ohne gleich einzurosten.

6. Fit in der Badewanne

Schweinehunde lieben es, in der Badewanne zu liegen – wenn man ihnen dann noch den Rücken einseift, sind sie rundum zufrieden. Aber so einfach sollten Sie es Ihrem Freund nicht machen. Legen Sie zu Ihrem kleinen Home-Aqua-Training eine rutschfeste Gummimatte in die Wanne, so dass Rücken und Rumpf einen Widerstand haben. Füllen Sie die Wanne nur halb, bevor Sie zur ersten Übung die Beine im Wasser so bewegen, als würden Sie Fahrrad fahren (insgesamt eine Minute lang). Zur zweiten Übung nehmen Sie ein Frisbee (Profis bevorzugen eine Aqua-Disc, die in der Mitte ein Loch zum Durchgreifen hat und den Widerstand im Wasser erhöht; es gibt sie in Sportgeschäften), und halten die Plastikscheibe mit beiden Händen vor der Brust. Die Arme nun nach vorn strecken, das Frisbee unter Wasser drücken und auf Höhe des Bauches zurückziehen (ein bis zwei Minuten lang). Durch den Wasserdruck wird die Haut massiert, das fördert die Gewebedurchblutung. Vielleicht haben Sie ja Lust bekommen, ein Aqua-Workout unter Anleitung im öffentlichen Schwimmbad zu machen. Fitness-Programme im Wasser kräftigen die Muskeln und schonen die Gelenke.

7. Machen Sie Abendspaziergänge

Als es noch keinen Fernseher gab, war es üblich, nach dem Abendessen noch eine Runde zu drehen. Heute sieht man nur noch Liebespaare durch die Straßen schlendern oder Hundebesitzer. Nehmen Sie doch diese alte Tradition wieder auf, besonders an den Tagen, an denen Sie kein Workout machen konnten. Nachrichten können Sie auch noch eine Stunde später auf irgendeinem Kanal verfolgen. Sie können sich auch vornehmen, nach und nach Ihren Schritt zu forcieren.
In einer Studie der Universität Utah wurde bestätigt, dass Menschen, die regelmäßig in Parks spazieren gehen oder durch Wald und Wiesen wandern, sich im Schnitt täglich 30 Minuten zu Sport motivieren können – und das ist doppelt so häufig wie bei Personen, die nur selten im Freien unterwegs sind.

8. Besuchen Sie den Fit-Park

Kids spielen auf Spielplätzen, für Erwachsene gibt es Fitnessstudios unter freiem Himmel, die aber nicht mehr mit der herkömmlichen Ausrüstung einfacher Trimm-dich-Pfade zu vergleichen sind: An bunten Geräten, die sich »Skitrainer« (Ausdauertraining), »Twister« (stärkt die Rückenmuskeln) oder »Ruderzug« (gut fürs allgemeine Krafttraining) nennen, können Sie aktiv werden. Viele der Übungen sind so unkompliziert, dass man sie im normalen Alltagsoutfit turnen kann – wenn es nicht gerade ein Designeranzug oder ein hautenger Mini ist (Adressen der Parks siehe Seite 123).

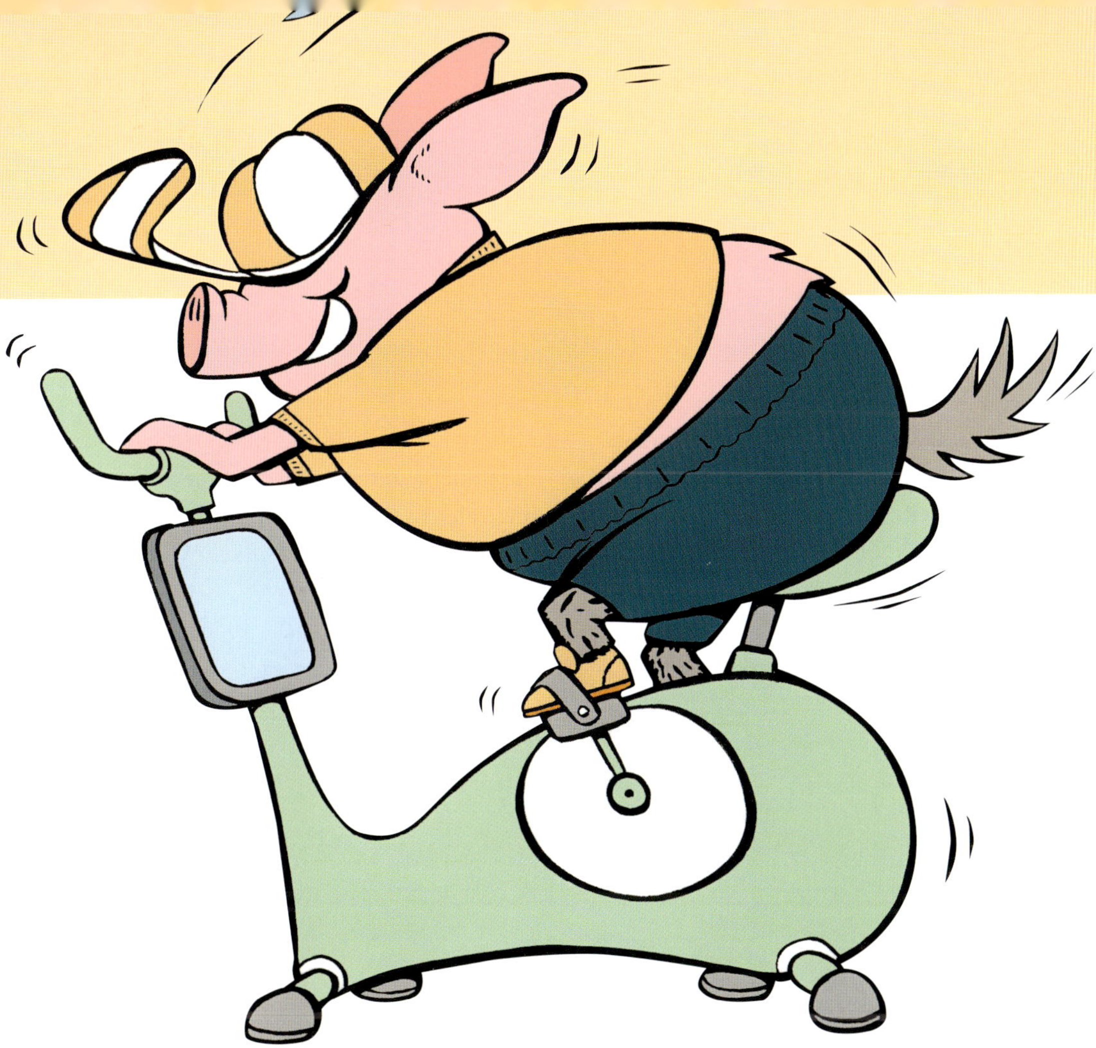

9. Organisieren Sie Active Dates

Es muss nicht immer ein Fußballspiel oder eine Comedy-Serie geben, um sich zu treffen. Laden Sie Ihre Freunde zu einem sportlichen Freitagabend oder einem ganzen Sonntag ein. Sie können zusammen eine Fahrradtour machen, rudern, die Kirchtürme Ihrer Stadt besteigen oder bei schlechtem Wetter schwimmen gehen. Reihum schlägt einer vor, was er gern mal machen würde. So lernen Sie auch neue Sportarten kennen.

10. Steigern Sie die Krimispannung

Wie Sie sehen, muss man gar nicht viel Geld für ein Trainingsgerät ausgeben. Trotzdem schadet es nicht, wenn man einen Hometrainer besitzt – und diesen auch benutzt. Das macht aber oben in der schön eingerichteten Wohnung deutlich mehr Spaß, als allein im Hobbykeller zu strampeln: Gönnen Sie Ihrem Hometrainer deshalb einen Logenplatz. Raus aus dem dunklen Keller, rein ins helle Wohnzimmer.

Und statt vom Fernsehsessel sehen Sie den »Tatort« sonntags vom Hometrainer aus an. Locker treten, Puls 110, das strengt kaum an, Sie absolvieren so fast ohne es zu merken ein ideales Grundlagenausdauertraining. Und sobald wieder die Sonne scheint, geht's raus in die Natur!

Weniger Stress – mehr Entspannung

Wenn Sie in der heutigen Zeit richtig fit sein und sicher im Leben stehen wollen, gilt es gut mit Stress umgehen zu können und immer wieder regelmäßige Momente der Entspannung in Ihren Alltag zu integrieren. Nur so können Sie die gesunde Balance zwischen Anspannung und Erholung finden – und diese wird Ihr gesamtes Wohlbefinden steigern. Da ist dann auch Ihr Schweinehund gern mit dabei.

Wie oft hört man heute den Satz: »Ich bin total im Stress!« Doch was verbirgt sich hinter dem Begriff? Nach Meinung des bekannten Stressforschers Hans Selye ist Stress einfach eine körperliche Anpassungsreaktion auf Reize aus der Umwelt. Wenn Sie eine Feder zusammendrücken, so gerät sie unter Spannung. Ähnlich ist es bei uns Menschen: Auch wir geraten, wenn wir unter Druck sind, in Spannung – und werden anfälliger für die Attacken unseres Schweinehundes.

Wichtig: gelungenes Stressmanagement

Inzwischen ist bekannt: Ein gewisses Maß an Stress – also Anspannung – braucht der Mensch. Entscheidend ist, welche Qualität der Stress hat. Man kann nämlich zwischen negativem Disstress und positivem Eustress unterscheiden. Disstress ist schädlich und auf Dauer lebensbedrohlich, während Eustress vitalisierend und lebensnotwendig ist. Lediglich den Disstress gilt es also zu dosieren, denn er verursacht Leid, Krankheit und Depression, während Eustress Freude ins Leben bringt und die Gesundheit fördert – und deshalb sogar gesucht werden sollte. Um mit dem Disstress besser umgehen zu können, ist es sinnvoll, zu wissen, was bei Stress im Körper geschieht und wie Sie am besten darauf reagieren können, also mit welchen Strategien Sie Stresssituationen im Alltag managen können.

Was im Körper bei Stress passiert

Üblicherweise ist die sogenannte Distressreaktion gemeint, wenn man von Stress spricht. Immer wenn wir überfordert sind, wenn eine Herausforderung uns über den Kopf wächst und unsere Fähigkeiten übersteigt, reagiert unser Körper in einer typischen, oft verhängnisvollen Weise. Etwas überspitzt könnte man die Stressreaktion als ein »Drama in drei Akten« sehen:

- Erster Akt des Dramas: Wir reagieren auf jegliche Reize von außen, die wir über unsere Sinne wahrnehmen, zunächst nicht mit Verstand und Vernunft (also über das Großhirn, das uns ja erst zu vernünftigen Lebewesen macht), sondern emotional (mit dem Zwischenhirn, unserer Zentrale für Gefühlsreaktionen, die unter anderem bei Gefahr über Kampf- oder Fluchtverhalten entscheidet).
- Zweiter Akt des Dramas: Bei einer negativen Gefühlsreaktion auf bestimmte Außenreize – eben solche, die uns überfordern – wird nicht die Vernunftzentrale im Großhirn als Kontrollinstanz zu Rate gezogen, sondern es ergeht ein Alarmsignal an das Stammhirn (dem Sitz der Urinstinkte des Lebens, die primär der Selbsterhaltung dienen). Blitzschnell kommt es im Körper zur Ausschüttung von Adrenalin, das uns sozusagen als Abwehrhormon zur Verteidigung zur Verfügung stehen soll.
- Dritter Akt des Dramas: Zu viel Adrenalin im System beeinträchtigt das Denken. Wenn eine bestimmte kritische Grenze überschritten ist, wird das Großhirn vollkommen blockiert. Also genau die Zentrale, die uns zu vernünftigen Reaktionen befähigen würde, wird ausgeschaltet – und wir reagieren wie kampfhormongesteuerte Neandertaler! Was in der Zeit der Neandertaler oder heute noch in akuten Gefahrensituationen (wenn etwa das Auto auf Glatteis ins Schleudern gerät) durchaus sinnvoll ist, wird uns im normalen Alltag zum Verhängnis!

Der Hormontopf

Welche Folgen dauerhafter Stress für uns haben kann, veranschaulicht das »Hormontopfmodell« von Vera F. Birkenbihl sehr gut: Stellen Sie sich vor, alle Kampfhormone (insbesondere also Adrenalin), die Sie im Stress produzieren, würden in Ihrem Inneren in einen fiktiven Messbecher tropfen. Bei jedem kleinen Stressfaktor tropfen ein paar Kampfhormone hinein, bei größeren Stresssituationen mehr. An sich ist das noch kein Problem, denn am Boden des Messbechers sind ein paar Öffnungen, durch die Stresshormone wieder »versickern«. Bedenklich wird die Situation erst, wenn mehr Kampfhormone dazukommen, als unten wieder entweichen können. Das kann sehr unangenehme Konsequenzen haben:

- Zu viele Kampfhormone im System »trüben« zunächst die Wahrnehmung: Man bekommt sozusagen die schwarze Brille des Pessimisten aufgesetzt und nimmt die Ereignisse viel negativer wahr, als sie sind. Dadurch empfindet man natürlich noch mehr Unlust und produziert noch mehr Kampfhormone ... Die Negativspirale beginnt sich zu drehen!
- Ab Überschreiten der kritischen Grenze (dritter Akt des Dramas, siehe Seite 107) wird unser »Denkhirn« blockiert.
- Noch viel schlimmer ist, dass wir auf Dauer unsere Gesundheit schädigen, denn Kampfhormone, die im Körper nicht mehr abgebaut werden, sind wie Gift für uns. Und dabei zählt auch der »kleine Stress zwischendurch«, dessen Wirkung meist größer als seine Ursache ist.

Gerade der Effekt des täglichen Bagatell-Stresses darf nicht unterschätzt werden: Vielleicht kennen Sie die scheinbar grundlosen »Ausraster«, die manche Menschen plötzlich haben: Diese sind oft einfach das Resultat davon, dass man dauerhaft »etwas zu viel« belastet wurde und schließlich ein Tropfen das Fass (oder den Hormontopf) zum Überlaufen bringt. Mit der Zeit zerstört Stress unser Herz und unser Immunsystem. Typische Stressfolgen sind: Bluthochdruck, Herzkrankheiten, Kreislaufbeschwerden, Gastritis (Magenschleimhautentzündung), Magengeschwüre, Schlafstörungen, Arthritis und Migräne.

Soweit die schlechte Nachricht. Doch die gute ist: Sie können relativ leicht Abhilfe schaffen.

Strategien für effektives Stressmanagement

Die Formel der Stressmanagement-Strategien lautet »dreimal VER«, nämlich: Stress VERhindern oder VERbrennen oder VERdünnen.

Stress verhindern

Viele Stresssituationen lassen sich schon im Vorfeld verhindern: Durch eine klare Analyse der persönlichen Stressoren. Fragen Sie sich: Was sind die Dinge, die mich in meinem Leben immer wieder aufregen und in Stress bringen? Meist sind es gar nicht so viele, die wenigen ziehen sich aber wie ein roter Faden durch das Leben.

Kennen Sie erst einmal Ihre Hauptstressoren, dann lassen sich zumindest einige davon durch gezielte Maßnahmen und Planung vermeiden. So kann jemand, der durch Zeitdruck extrem in Stress gerät, durch das Einplanen von Pufferzeiten und rechtzeitiges Beginnen viel Adrenalinausstoß verhindern.

Belastendes verbrennen

Verbrennen lässt sich Adrenalin (als pure Kampf- oder Bewegungsenergie) insbesondere durch Sport oder jede Form körperlichen Ausarbeitens. Beim Joggen, Rudern, Tennisspielen oder im Fitnessclub »verbraten« Sie Ihre Kampfhormone. Hinterher können Sie wieder klar denken ... und der Ärger ist verflogen oder fühlt sich zumindest viel harmloser an.
Durch körperliche Aktivität können Sie übrigens auch den Grundpegel an Kampfhormonen niedrig halten. Regelmäßiger Sport ist also – neben allen sonstigen positiven Wirkungen – eines der besten Mittel gegen Stress! Und damit sind Sie und Ihr Schweinehund ja jetzt schon gut unterwegs.

Kampfstimmung »verdünnen«

Verdünnen können Sie Kampfhormone durch »Freude-Hormone«, die Endorphine. Und die lassen sich im Körper durch alles erzeugen, was Ihnen Freude bereitet und gut tut! Sei dies ein gutes Essen, eine Wanderung in schöner Landschaft, die sexuelle Begegnung in der Liebe, ein herrliches Konzert ... und natürlich der Sport.

Im Handumdrehen können Sie auch durch nur eine Minute Lächeln so viele Endorphine erzeugen, das es Ihnen hinterher sichtlich besser geht (selbst wenn Ihnen gar nicht zum Lächeln ist, kann sogar ein simuliertes Lächeln das Gehirn überlisten und zur Endorphinausschüttung verleiten!).
Viele der auf den folgenden Seiten beschriebenen Entspannungstechniken haben eine ähnliche stressmindernde Wirkung.

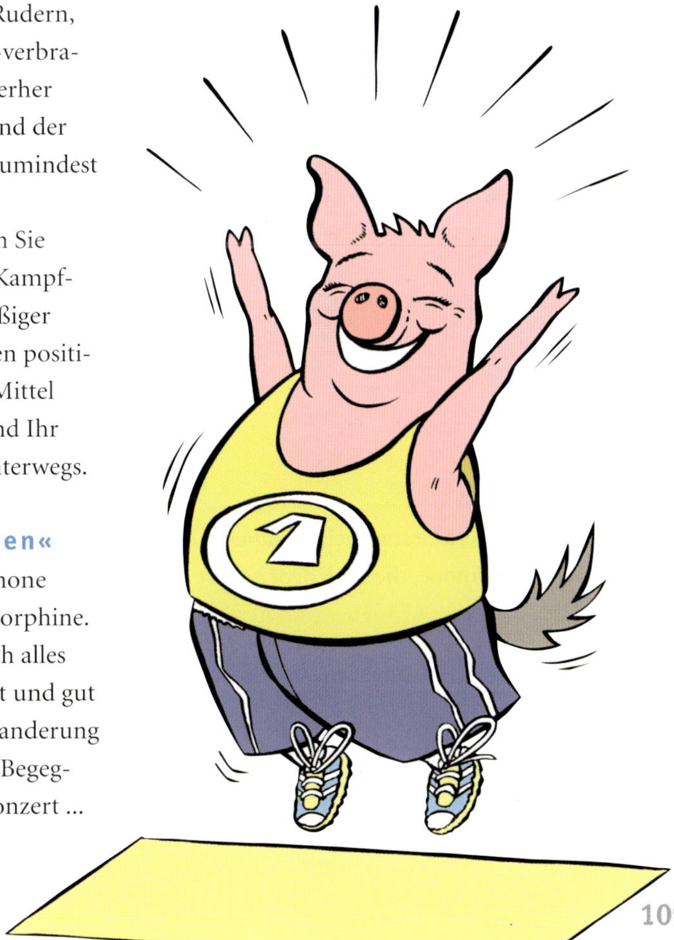

Gut entspannt ...

Auch wenn das Einhalten regelmäßiger Pausen und das bewusste Entspannen unterschätzt werden: Der Mensch braucht Erholung ebenso dringend wie Anforderung und Aktivität. Entspannungstechniken haben viele positive Effekte. Einige spürt man, manche kann man sogar durch messbare körperliche Reaktionen nachweisen: Entspannungstechniken senken zum Beispiel die Atem- und Pulsfrequenz. Die Haut wird besser durchblutet, die Muskeln werden bis in die kleinsten Fasern entspannt. Studien haben bewiesen, dass durch Entspannungsverfahren auch der Umgang mit Stress verbessert wird. Im Sport werden sie angewendet, um die Koordination und die Konzentration auf die Bewegungen zu unterstützen. Als mentales Training helfen sie, Übungen konzentrierter auszuführen. Und: Mit geistiger Stärke können Sie Ihren inneren Schweinehund gut kontern, sobald er sich mit Anti-Sport-Argumenten in den Vordergrund drängen will.

Atementspannung

Ist man vom Alltag abgehetzt und angespannt, atmet man schneller und flacher. Durch das Gefühl allgemeinen Drucks leidet auch die Motivation zum Sport. Wollen Sie aber dennoch Ihren Trainingsplan erfüllen, hilft es, die Atmung bewusst so zu kontrollieren, dass sie wieder tiefer geht – und sofort geht es Ihnen auch psychisch besser.

Und so wird's gemacht:

Bei diesen Entspannungsübungen ist das Ausatmen entscheidend, es soll passiv, also ohne Anstrengung geschehen. Sie können sie überall machen, im Stehen, Liegen oder Sitzen. Starten Sie mit einer vertieften Ausatmung, danach atmen Sie – übergangslos – aktiv ein und gehen zum vertieften Ausatmen über. Nach dem Ausatmen legen Sie eine Pause ein, die Sie individuell bemessen können. Zur Orientierung: Zählen Sie beim Einatmen bis drei, beim Ausatmen bis neun weiter, in der Zeit bis zum nächsten Einatmen wieder bis drei. Da diese Übung am wirksamsten ist, wenn Sie sich nicht bewusst aufs Atmen und Zählen konzentrieren, sollten Sie sie so oft wie möglich durchführen (es reichen eine bis drei Minuten) – dann beherrschen Sie diese Entspannungstechnik bald nahezu instinktiv.

Ausgleichsatmen

Die »wechselseitige Nasenatmung« ist eine aus dem Yoga stammende Allroundübung, die schnell und anhaltend entspannt und die Nerven beruhigt. Sie brauchen dafür etwas Konzentration und 2 bis 3 Minuten Zeit.

Und so wird's gemacht:

- Setzen Sie sich aufrecht hin.
- Verschließen Sie mit einem Finger das linke Nasenloch und atmen Sie tief durch das rechte ein.

- Verschließen Sie jetzt mit einem anderen Finger auch das rechte Nasenloch und halten Sie den Atem 3 bis 6 Sekunden an.
- Öffnen Sie nun das linke Nasenloch und atmen Sie langsam und vollständig aus.
- Nun atmen Sie durch das linke Nasenloch ein und wiederholen die vorherigen Atemphasen entsprechend (links ein – anhalten – rechts aus – rechts ein ... usw.).
- 5 bis 10 wechselseitige Atemzüge genügen für den Anfang. Gegebenenfalls wiederholen Sie diese Übung mehrmals am Tag.

Progressive Muskelrelaxation (PMR)

Diese Entspannungsmethode wurde vom amerikanischen Arzt und Physiologen Edmund Jacobson 1934 entwickelt. Ihr lag seine Erkenntnis zugrunde, dass Angst dazu führt, dass die Muskeln unwillkürlich angespannt werden. Daraus folgerte Jacobson, dass man mit einer Entspannung der Muskeln auch die Angst minimieren könnte. Entsprechend entwickelte er mit der PMR eine Technik der bewussten An- und Entspannung bestimmter Muskelgruppen – was sich besonders gut für Sportler eignet. Durch den Gegensatz zwischen Anspannung und Entspannung der Muskeln entsteht schnell körperliches Wolbefinden.

Und so wird's gemacht:

- Setzen Sie sich aufrecht auf einen Stuhl, strecken Sie das rechte Bein waagerecht nach vorn, ziehen Sie die Fußspitze Richtung Körper und spannen Sie alle Muskeln des Beins so fest wie möglich an. Halten Sie die Spannung 5 bis 7 Sekunden und entspannen Sie anschließend 15 bis 20 Sekunden. Wiederholen, dann dasselbe 2-mal mit dem linken Bein.
- Strecken Sie nun den rechten Arm waagerecht nach vorn, ballen Sie die Hand zur Faust, drücken Sie die Schulter nach vorn und spannen Sie den ganzen Arm an. Wieder die Spannung 5 bis 7 Sekunden halten, danach 15 bis 20 Sekunden entspannen. Wiederholen, dann dasselbe 2-mal mit dem linken Arm.
- Zum Schluss den ganzen Körper anspannen, indem Sie Beine und Arme ausstrecken, die Schultern an die Ohren ziehen und alle Gesichtsmuskeln anspannen. Auch die Bauch- und Pomuskeln anspannen. Spannung 5 bis 7 Sekunden halten, entspannen und wiederholen.

Autogenes Training

Diese Entspannungsmethode entwickelte der Neurologe Johannes Heinrich Schultz, um psychosomatische Beschwerden zu heilen. Sie funktioniert über mehrere Stufen (bis hin zur Selbsthypnose), für Sportler ist aber nur die Unterstufe von Bedeutung, die aus sechs Übungen besteht:

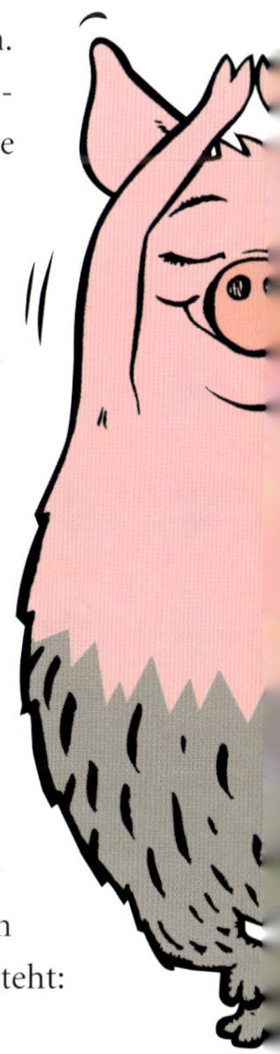

Und so wird's gemacht:
Die Übungen können im Liegen ausgeführt werden, bei geschlossenen Augen, mit dem Satz: »Ich bin ganz ruhig.« Am besten ist es, die Technik unter Anleitung zu erlernen. Der Effekt tritt erst nach einiger Übung ein.

Schwereübung: Hierbei wird visualisiert, dass erst der rechte und dann der linke Arm ganz schwer wird.

Regenerationsfaktor: Der Körper beruhigt sich, die Muskeln entspannen sich.

Wärmeübung: Nun soll visualisiert werden, dass erst der rechte, dann der linke Arm ganz warm wird.

Regenerationsfaktor: Wirkt beruhigend, die Blutgefäße erweitern sich.

Herzübung: Es soll visualisiert werden: »Das Herz schlägt ruhig und gleichmäßig.«

Regenerationsfaktor: Weitere Beruhigung, insbesondere der Herztätigkeit.

Atemübung: Visualisierung eines ganz ruhigen und gleichmäßigen Atmens.

Regenerationsfaktor: Harmonisiert den Atem.

Kopfübung: Visualisierung des Satzes: »Die Stirn ist kühl.«

Regenerationsfaktor: Es gelingt, quälende Gedankenspiralen loszuwerden, die Blutgefäße im Kopfbereich erweitern sich.

Eine Minute lächeln

Immer wenn Sie lachen oder lächeln, wird durch die Aktivierung der Lachmuskeln dem Gehirn signalisiert, dass es Ihnen gut geht, und Ihr Gehirn produziert Glückshormone. Je mehr solcher Endorphine Sie im Körper haben, desto besser fühlen Sie sich – und umgekehrt. Eine Minute Lächeln genügt, um Ihre Gemütslage entschieden zu verbessern. Selbst wenn Sie ärgerlich sind, können Sie sich zwingen, eine Minute zu lächeln. Das mag in dem Moment für Sie nur eine unnatürliche Grimasse sein, doch das wiederholte Signal an das Gehirn wirkt! Wenn Sie gerade nicht allein sind, so ziehen Sie sich kurz zurück, notfalls aufs »stille Örtchen«; die Möglichkeit dazu besteht fast immer. Nach einer Minute wird es Ihnen viel besser gehen, obwohl die Ursache Ihres Ärgers nicht verschwunden ist. Woran liegt's? Endorphine neutralisieren das »Ärgerhormon« Adrenalin im Körper. Üben können Sie übrigens auch ohne Ärger, denn Lächeln ist immer gesund. Erwiesenermaßen stärkt Lächeln auf Dauer das Immunsystem, weil es positiv auf die Thymusdrüse wirkt.

Kurzmeditation

Meditation ist mittlerweile zu einem viel benutzten Schlagwort geworden. Bevor Sie also gelangweilt abwinken, lassen Sie uns das Wesentliche hinterfragen: Worum geht es? Es geht um eine Möglichkeit innezuhalten, »bei sich« zu sein, kurz aufzutanken, um danach wacher, präsenter und voller Energie am Alltagsgeschehen teilzunehmen. Wer

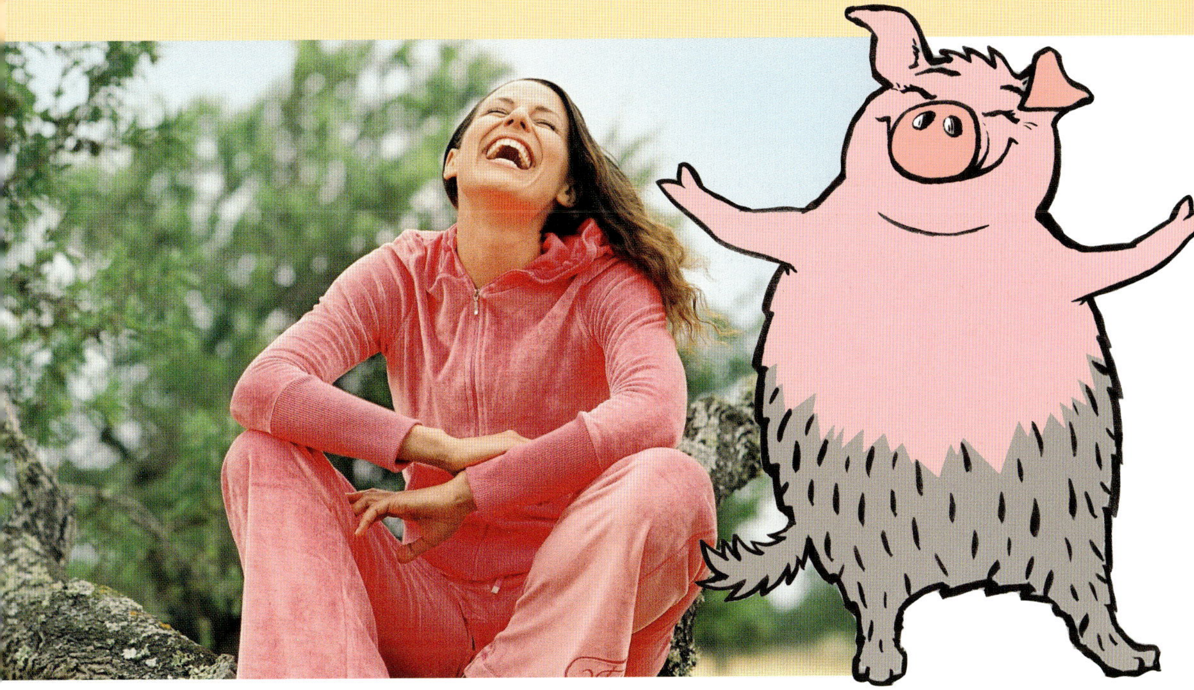

meditiert, wird besser arbeiten – auch wenn das Ziel der Meditation nicht vorrangig das effektivere Arbeiten ist.
Wer meditiert, praktiziert einen der direktesten Wege, sein ganzes Leben in Balance zu bringen. Und der Schweinehund macht mit, denn schließlich will er, dass es Ihnen gut geht. Es gibt die unterschiedlichsten Anleitungen, und am besten erlernen Sie Ihre Meditationstechnik in einem Kurs (etwa an der Volkshochschule).

Und so wird's gemacht:

Probieren Sie folgende einfache Variante:

- Sie sitzen aufrecht (auf einem Stuhl oder einem Kissen am Boden), am besten mit geschlossenen Augen.
- Atmen Sie langsam in den Bauch (mit Pausen zwischen Ein- und Ausatmen).
- Beobachten Sie dabei mit Aufmerksamkeit den Fluss des Atems oder folgen Sie gegebenenfalls einer Meditationsmusik.
- Wichtig: Lassen Sie Ihre Gedanken kommen und gehen. Bringen Sie Ihre Konzentration auf den Atem oder die Musik zurück, sobald Sie bemerken, dass Sie doch irgendwelchen Gedanken nachhängen. Tun Sie das ohne Ärger oder Groll, nehmen Sie es einfach wahr und kehren Sie dann konsequent und geduldig wieder zu Ihrer Meditation zurück.
- Meditieren Sie so etwa 10 bis 20 Minuten. Aber auch schon 5 Minuten oder gar eine Minute können viel bewirken.

Probieren Sie es aus – aber bitte nicht nur einmal, sondern einige Wochen lang. Geben Sie sich und vor allem Ihrem Nervensystem die Chance umzulernen! Danach hat Ihr ganzer Organismus erfahren und gespeichert, wie gut es tut zu meditieren.

Schulterrollen

Diese Übung ist besonders für Schreibtischarbeiter geeignet, die oft den ganzen Tag die Schultern unbewusst nach oben ziehen. Die Schultern werden entspannt, Schmerzen wird vorgebeugt.

Und so wird's gemacht:

- Setzen Sie sich aufrecht auf die vordere Hälfte der Sitzfläche eines Stuhls, die Füße stehen hüftbreit geöffnet mit der ganzen Sohle am Boden.
- Mit dem Einatmen ziehen Sie Ihre Schultern nach oben bis zu den Ohren, mit dem Ausatmen lassen Sie sie wieder fallen. 3-mal wiederholen und kurz entspannen.
- Wieder mit dem Einatmen die Schultern nach hinten ziehen, bis die Schulterblätter so weit wie möglich zusammenrücken. Mit dem Ausatmen die Schultern ganz nach vorn ziehen, bis Sie spüren, wie Ihr Brustkorb zusammengedrückt wird. 3-mal wiederholen und entspannen.
- Dann die Schultern langsam einige Male vor und zurück kreisen lassen. Entspannen und nachspüren.

Kurzschlaf

In den USA wird der Blitzschlaf (Power-Nap oder Power-Napping) in vielen Unternehmen sogar gefördert. Entscheidend ist dabei, kurz einzunicken, die sogenannte Alpha- und die Traumphase (REM-Phase) zu durchwandern, ohne in Tiefschlaf zu geraten. Zur Regeneration genügt die Traumphase. Erst beim Übergang in die Tiefschlafphase wird das valiumartige Schlafhormon ausgeschüttet (das Ihnen für die nächsten Stunden das Gefühl gäbe, Sie hätten Blei in den Gliedern).

Und so wird's gemacht:

- Setzen Sie sich bequem auf einen Stuhl oder legen Sie sich auf ein Sofa.
- Nehmen Sie einen Schlüsselbund in die Hand, die Sie mit zum Boden zeigender Handfläche über Stuhlkante oder Sofalehne hängen lassen.
- Nun können Sie bedenkenlos einnicken.
- Nachdem Sie die Alpha- und die Traumphase durchwandert haben, werden Sie immer mehr entspannen.
- Kurz bevor Sie die Tiefschlafphase erreichen, entspannt sich Ihr Körper, so dass Ihnen der Schlüssel aus der Hand fällt und Sie dadurch aufwachen. (Sollte der Boden nicht hart sein, stellen Sie einfach einen großen Teller unter Ihre Hand.) So vermeiden Sie das Ausschütten des Schlafhormons und sind sofort wieder topfit.

YOGA – MIT DEM BAUM DURCHS LEBEN

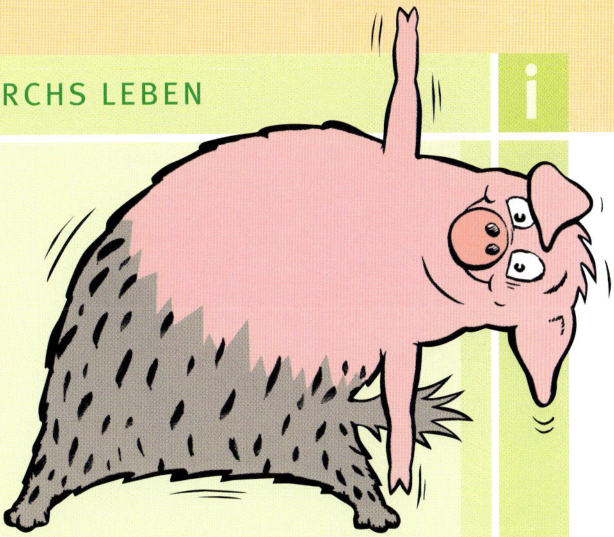

Auch Yoga wirkt mental aufbauend, es ist nicht nur ein Körpertraining, sondern auch eine geistige Haltung, durch die man zur Ruhe kommen kann. Stress wird abgebaut, Energie kann wieder ungehindert fließen, und Sie kommen auf neue Gedanken. Dass Sie einen Durchhänger hatten, gerät völlig in den Hintergrund. Also ein perfektes Allroundprogramm, bei dem Schweinehunde gar keine Lust mehr auf Gegenargumente haben.

- Eine traditionelle Yoga-Übung, die die Muskulatur kräftigt und zugleich Körper und Geist in eine harmonische Balance bringt, heißt Der Baum: Dazu stellen Sie sich gerade hin, die Hände liegen seitlich an den Oberschenkeln. Atmen Sie gleichmäßig durch die Nase ein und durch den Mund wieder aus. Führen Sie nun die rechte Fußsohle an die Innenseite des linken Oberschenkels. Die Hände sind jetzt vor der Brust zusammengepresst, die Handflächen aneinandergelegt. Langsam die Hände so nach oben strecken. Bleiben Sie einige Sekunden so stehen, dann gehen Sie zurück in die Ausgangsposition.

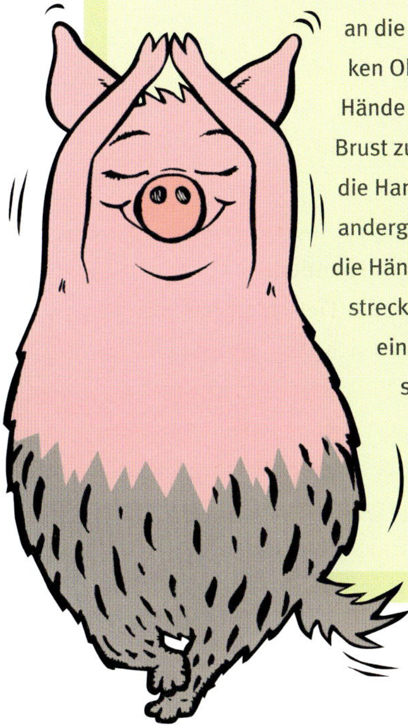

- Eine andere Yoga-Übung, das Dreieck, hilft Ihnen, Ihren Blickwinkel zu verändern: Stellen Sie sich gerade hin, die Arme liegen seitlich am Körper. Dann atmen Sie ein und machen mit dem rechten Bein einen Schritt nach rechts, den rechten Fuß drehen Sie nach außen. Die Arme heben Sie ausgestreckt zur Seite, dabei neigen Sie den Oberkörper etwas nach rechts. Atmen Sie nun aus und legen Sie die rechte Hand seitlich aufs rechte Bein, der linke Arm bleibt ausgestreckt, nur die Hand wird nach außen gedreht. Drei Atemzüge bleiben Sie in dieser Haltung, dann gehen Sie in die Ausgangsposition zurück und nehmen einen Seitenwechsel vor. Schweinehunde finden es toll, dass Sie sich dabei kaum von der Stelle rühren müssen. Probieren Sie es ruhig aus und lernen Sie Yoga in einem der zahlreichen angebotenen Kurse (etwa an vielen Volkshochschulen). Üben Sie täglich 15 Minuten Yoga, so fühlen Sie sich stark und ausgeglichen, auch für Ihr Trainingsprogramm.

Guten Appetit!

In diesem Buch geht es um Fitness, Sport, Ausdauer … und nicht vorrangig ums Abnehmen oder um die gesunde Ernährung. Trotzdem gehört natürlich das richtige Essverhalten dazu. Wer seinem Körper Leistung abverlangt, der muss ihn auch gut versorgen. Einige wenige Grundsatzregeln der Ernährung finden Sie deshalb hier.

Wie Gesundes auch dem Schweinehund schmeckt

Für die gesunde Ernährung gibt es klare Regeln – und die erste Regel ist eigentlich gar keine! Denn wer sich täglich bewegt, der braucht sich beim Essen nicht zu viele Sorgen zu machen. Essen Sie grundsätzlich, was Ihnen schmeckt! Es gibt Wichtigeres zu tun, als ständig über einen Diätplan nachzudenken. Bewegte Menschen verfügen über die sogenannte somatische Intelligenz, sprich die Intelligenz des Körpers. Ein aktiver Körper weiß in der Regel sehr genau, was er braucht, und lenkt unseren Appetit ganz automatisch auf die richtigen Lebensmittel. Bewegte Menschen brauchen sich die sonntägliche Schweinshaxe gar nicht erst zu verbieten – sie wollen sie von sich aus meist nicht essen. Und wenn man einmal im Jahr gegen jede Gewohnheit Heißhunger darauf verspürt, dann darf man sie auch verputzen – und zwar mit reinstem Gewissen. Denn nach diesem Anfall verlangt der Körper instinktiv wieder nach flüssigkeitshaltiger Nahrung, sprich nach Obst und Gemüse. In der Anfangsphase jedoch, bis die somatische Intelligenz erwacht, sollte man einige Regeln befolgen, gerade wenn man durch die Bewegung leichter und schlanker werden möchte. Denn durch Sport allein nimmt man kaum ab.

Regel Nummer eins: Fett, das Sie nicht essen, muss nicht abtrainiert werden.

Gegessenes Fett bleibt auch in unserem Körper Fett und wandert heutzutage fast netto auf die Hüfte. Bergbauern und Waldarbeiter dürfen den weißen Rand vom Parmaschinken ruhig mitessen – Schreibtischtäter besser nicht! Die einfache Regel »Essen Sie kein Fett!« ist zwar wissenschaftlich falsch, aber pädagogisch goldrichtig. Sicher benötigen wir die wertvollen ungesättigten essenziellen Fettsäuren, diese sind aber vor allem in kaltgepressten pflanzlichen Ölen enthalten. Tierisches Fett, das man sehen kann, sollte man nicht essen.

Regel Nummer zwei: Kohlenhydrate werden zu Fett.

Wir verfügen über einen Kohlenhydratspeicher, der gerade einmal 500 Gramm fasst. Dieser Speicher ist durch eine gute Portion Nudeln mittags und wenige Scheiben Brot am Abend bereits gefüllt. Alle Kohlenhydrate, die wir zusätzlich essen, werden in Fett umgewandelt und zum großen Teil zunächst in der Leber zwischengelagert. Das führt unweigerlich zu einer Fettleber. Jeder zweite Deutsche hat eine!

Diese Leber kann ihre zahlreichen Aufgaben nur noch eingeschränkt erfüllen – und die Leberwerte im Blut steigen an (siehe auch Seite 25). Die Leber selbst tut übrigens auch dann noch nicht weh – aber Müdigkeit ist der Schmerz der Leber! Darum klagt jeder zweite Patient beim Arzt: »Herr Doktor, schon morgens um zehn Uhr bin ich das erste Mal müde.«

Die frohe Botschaft: Eine Fettleber kann man lange Zeit noch in eine gesunde zurückverwandeln! Eine Wohltat gönnen Sie Ihrer Leber zum Beispiel, indem Sie hin und wieder eine Fastenwoche einlegen. Dabei werden die eingelagerten Fette mobilisiert und abgebaut. So gewinnt die Leber ihre natürliche Kraft zurück und kann sich wieder ihren eigentlichen Aufgaben widmen.

Ein weiterer Aspekt, der sich aus der allzu reichlichen Zufuhr an Kohlenhydraten ergibt: Über die Hälfte der deutschen Männer ist übergewichtig. Daran ist die Deutsche Gesellschaft für Ernährung (DGE) nicht ganz unschuldig! Gebetsmühlenartig werden die Ernährungsregeln, die vor 80 Jahren vielleicht noch richtig waren, auch heute wiederholt! 50 Prozent der täglichen Kalorien sollten in Form von Kohlenhydraten zugeführt

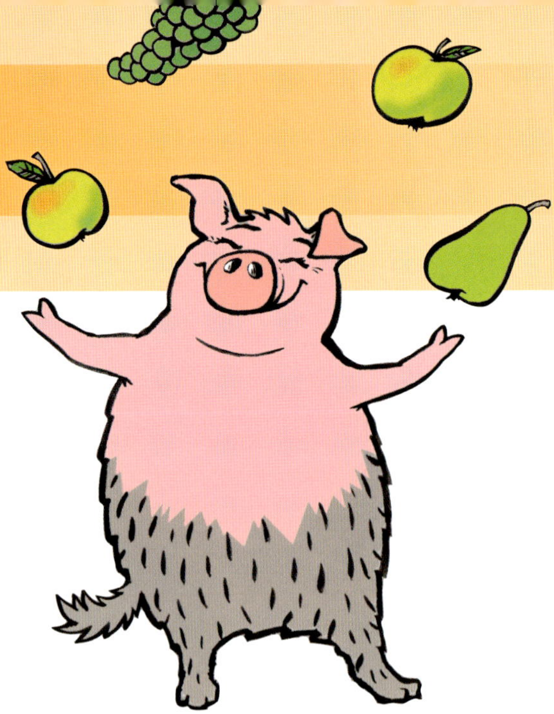

werden, so lautet die veraltete Regel. Das ist inzwischen eindeutig als falsch erkannt und führt zu Übergewicht. Heute hat sich unser Lebensstil drastisch geändert, darum müssen wir auch unsere Ernährungsregeln ändern. Wir müssen weniger Kohlenhydrate essen, damit die Energiebilanz wieder stimmt. Wer sich täglich ausreichend bewegt, der muss darüber natürlich deutlich weniger nachdenken. Für alle anderen gilt: Kohlenhydrate – sprich Nudeln, Kartoffel und Reis – isst man höchstens mittags, und auch dann nur in Maßen. Wer sich abends nach dem Essen auf die Couch bettet, der verwandelt die Nudeln nicht mehr in Energie, sondern zwangsläufig in Fett! Das Abendbrot war früher sicher legitim, wenn man von der Feldarbeit nach Hause kam. Da hatte man den Kohlenhydratspeicher leer gearbeitet musste ihn wieder auffüllen. Die Bilanz stimmte. Wer aber vom Schreibtisch kommt, mit noch vollen Speichern vom Mittagessen, braucht nichts mehr! Beim Geschäftsessen wählen Sie dann am besten einen Fisch vom Grill mit Gemüse oder ein Steak mit Salat.

Zum Abendessen zu Hause bereitet man sich einen knackigen Salat mit Putenbrust oder Rindfleischstreifen. Übrigens: Je zeitiger Sie zu Abend essen, desto besser. Nur wenn der Bauch beim Einschlafen nicht mehr so voll ist, kann der Körper das begehrte Wachstumshormon, welches hauptsächlich in den ersten Nachtstunden produziert wird, ausschütten. Dieses anabole, sprich aufbauende Hormon – begehrtes Dopingmittel bei jedem Sportler – baut Fett ab und Muskel auf. Wer spätes Essen meidet, steigert die natürliche Produktion dieses wertvollen Fitmachers. Alkohol und Stress sind Gegenspieler dieses Hormons.

Regel Nummer drei: Eiweiß kann nicht zu Fett werden.

Eiweiß ist der wichtigste Leistungsparameter: Im Sport hängen Leistungsfähigkeit und Gesamteiweißspiegel ganz eng zusammen. Wenn wir uns mit einem Auto vergleichen, dann steht das Eiweiß für die Stärke des Motors, und Kohlenhydrate stehen für das Benzin, das den Motor antreibt. Im Motorsport würde niemand auf die Idee kommen, das Auto leistungsfähiger zu machen, indem man mehr tankt. Stattdessen wird der Motor getunt. Das gelingt uns durch Eiweiß. Natürlich liest man immer wieder: »Wir essen alle zu viel Eiweiß!« Das ist so falsch

wie der Spruch »Spinat hat viel Eisen«. Richtiger müsste es heißen: »Wir essen zu viel tierisches Eiweiß.« Und dabei sind auch die Aminosäuren, also die Eiweißbausteine, aus dem tierischen Eiweiß keineswegs schlechter als pflanzliches Eiweiß, ganz im Gegenteil! Schädlich ist nur, was bei einem Zuviel an tierischem Eiweiß huckepack mitgegessen wird: das ist Cholesterin, das sind Triglyceride, das ist die Harnsäure. Diese Stoffe schaden uns, nicht das Eiweiß!
Darum heißt die richtige Devise: Eiweiß ohne viel Fett – und das finden wir in magerem Fleisch, Wild und Fisch. Aber ebenso im Quark, in körnigem Frischkäse, Linsen und Bohnen.

Regel Nummer vier: Holen Sie sich möglichst viele Vitalstoffe.

Menschen gibt es seit ungefähr 200 000 Jahren, kochen können wir erst seit 6000 Jahren. Vorher nahm der Mensch 100 Prozent seiner Nahrung frisch zu sich. Heute ist der Anteil an frischem Essen erschreckend gering. Alles was einmal erhitzt war, ist arm an sämtlichen Vitaminen, an Mineralstoffen und Spurenelementen. Das Gleiche gilt für länger gelagerte, unreif gepflückte, künstlich gereifte und behandelte Nahrungsmittel.
Unterscheiden Sie ab sofort zwischen Nahrungs- und Lebensmitteln: Nahrungsmittel machen uns zwar satt, aber müde, weil sie nur »tote« Kalorien liefern. Die Vitalstoffe fehlen. Lebensmittel dagegen machen satt und gleichzeitig vital, weil sie noch einen großen Anteil an Vitaminen, Mineralien und Spurenelementen enthalten. Neue Studien haben gezeigt, dass Patienten, die einen Herzinfarkt oder Schlaganfall erleiden, schon 15 Jahre lang einen Mangel an Vitalstoffen hatten. Sie kennen sicher die Empfehlung, fünf Portionen Obst oder frisches Gemüse täglich zu essen. Die einzelne Portion sollte dabei mindestens so groß wie Ihre Faust sein: Fünf Fäuste für Ihr persönliches Halleluja!

Regel Nummer fünf: Achten Sie immer auf genügend Flüssigkeitszufuhr!

Trinken Sie pro 25 Kilogramm Körpergewicht mindestens einen Liter Wasser täglich. Und wer sich viel bewegt und schwitzt, der sollte die Dosis sogar steigern! Der menschliche Körper besteht zu 70 Prozent aus Wasser, unser Gehirn sogar zu 90 Prozent. Darum macht sich ein Mangel an Flüssigkeit sowohl körperlich als auch geistig rasch bemerkbar: Wenn unsere Zellen nur zehn Prozent weniger Flüssigkeit haben, so haben wir 30 Prozent weniger Energie (siehe auch Seite 29). Der Körper wird müder und schlapper – und auch die Hirnleistung lässt deutlich nach. In Studien konnte eindrucksvoll gezeigt werden, wie stark das Kurzzeitgedächtnis unter nur mäßigem Flüssigkeitsmangel leidet.

Tipps und Ideen für Ihre Trainingspläne

Auf den folgenden Seiten finden Sie Tipps und Informationen, mit denen Sie Ihr Ausdauertraining noch abwechslungsreicher gestalten können.

Tipps und Ideen für das Wochenprogramm der Einsteiger

Ab Seite 45 haben Sie schon erfahren, wie Sie ein Einsteigerprogramm aufbauen und in Ihrem persönlichen Fitnesstagebuch festhalten können. Möchten Sie sich ein anderes Wochenprogramm aufstellen? Folgende Fitness-Bausteine können Sie ausprobieren, wenn Sie sich Abwechslung wünschen: Suchen Sie sich aus dem folgenden Angebot 3 bis 4 Einheiten pro Woche aus. Das Ziel Ihres Programms ist, sich pro Woche wenigstens 30 Minuten zu bewegen, ideal ist es, wenn Sie diese 30 Minuten laufen.
Die folgenden Ausdauereinheiten können Sie beliebig austauschen. Wichtig bleibt dabei immer (gerade für Sie als Einsteiger), dass Sie langsam beginnen und sich nicht überfordern.

AUSDAUEREINHEITEN FÜR EINSTEIGER

Gehen	30 Mintuen
Nordic Walking	zunächst 15 Minuten
Joggen	zunächst 15 Minuten *
Radfahren	20 Minuten
Schwimmen	30 Minuten

* Wenn Sie noch nicht 15 Minuten am Stück laufen können, legen Sie einfach immer wieder »Gehpausen« ein: eine Minute laufen, eine Minute gehen und so fort – Sie werden sehen, dass Sie auf diese Weise merklich Ihre Kondition aufbauen und schon bald 15 Minuten und mehr laufend durchhalten!

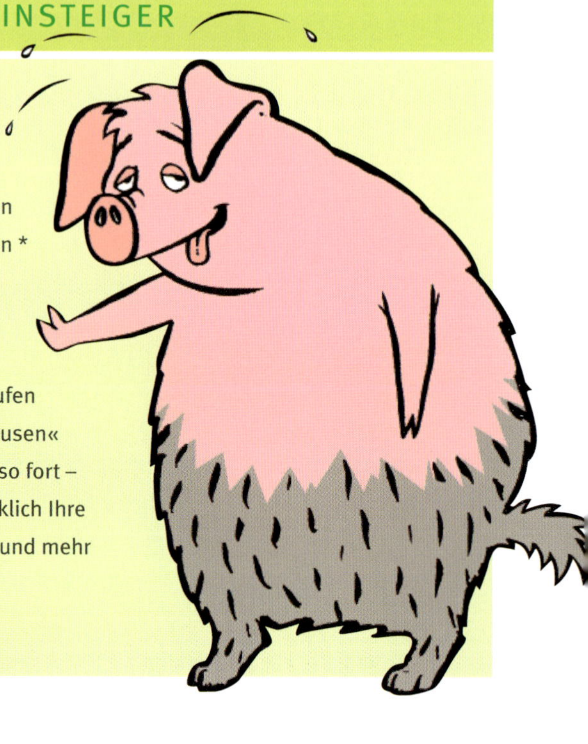

TRAININGS-IDEEN FÜR GELEGENHEITSSPORTLER

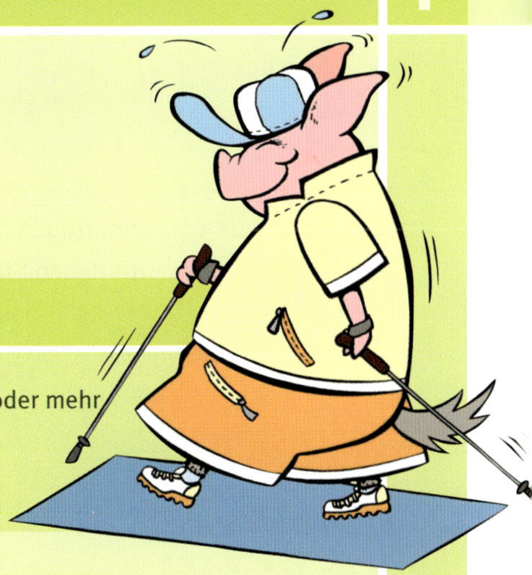

Sie suchen neue Varianten zu Ihrem wöchentlichen Sportprogramm? Probieren Sie es doch mal mit den folgenden Kombinationen!

WOCHENPROGRAMM 1

3 x Joggen oder Nordic walken	30 Minuten oder mehr
1 x Schwimmen	30 Minuten
1 x Krafttraining (siehe ab Seite 64)	

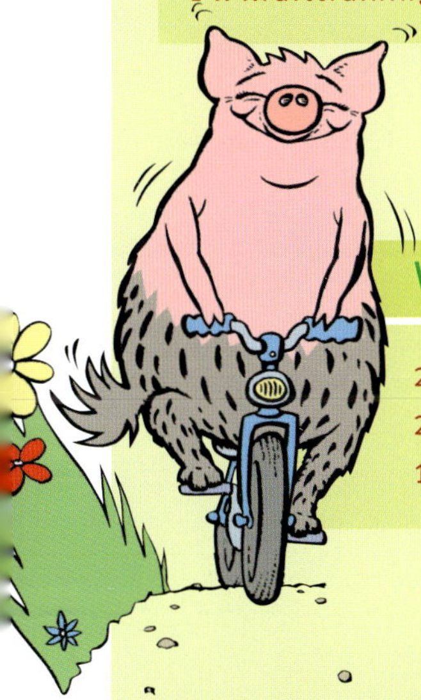

WOCHENPROGRAMM 2

2 x Joggen	30 Minuten oder mehr
2 x Radfahren	45 Minuten oder mehr
1 x Krafttraining (siehe ab Seite 64)	

WOCHENPROGRAMM 3

3 x Schwimmen	45 Minuten
2 x Radfahren	45 Minuten oder mehr
1 x Krafttraining (siehe ab Seite 64)	

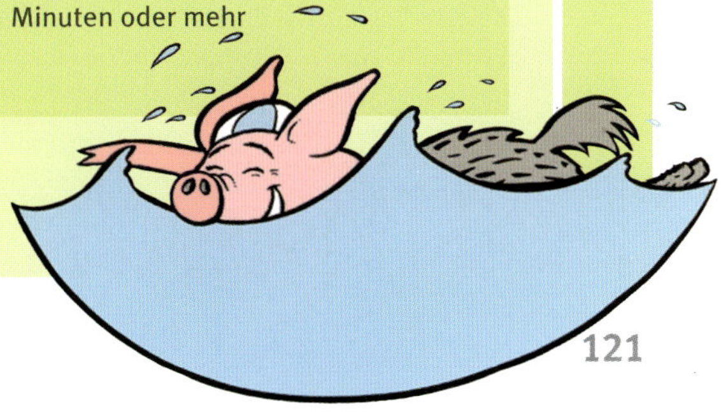

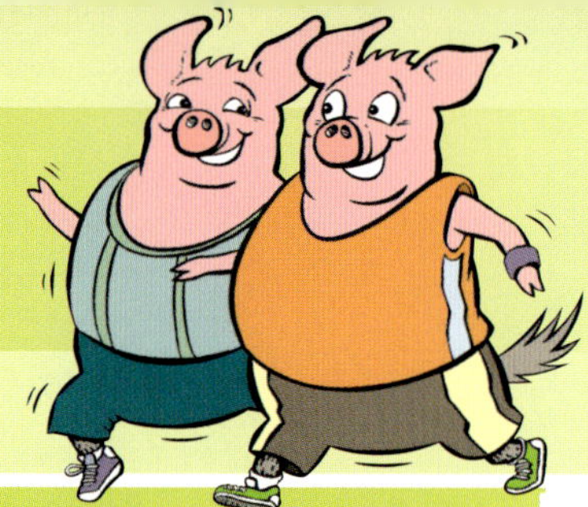

TRAINING FÜR FORTGESCHRITTENE FITNESS-SPORTLER

Sie sind schon Profi, Sport gehört für Sie einfach dazu? Dann finden Sie hier einige Ideen, mit denen Sie Ihr Training noch abwechslungsreicher gestalten können. Folgende Sportarten trainieren Ihre Ausdauer: Nordic Walking, Joggen, Schwimmen, Radfahren – hier auch auf dem Mountainbike oder dem Rennrad –, Krafttraining und das Training in einer Laufgruppe.

WOCHENPROGRAMM 1

3 x Joggen	mindestens 45 Minuten (eher mehr) pulskontrolliert aerob
1 x Laufgruppe	eventuell in schnellerer Gruppe zur Erhöhung der Grundgeschwindigkeit. Einhaltung des aeroben Trainingspulses ist dabei nicht unbedingt nötig.
1 x Radfahren	60 Minuten oder mehr
1 x Body-Workout	(eventuell im Studio)

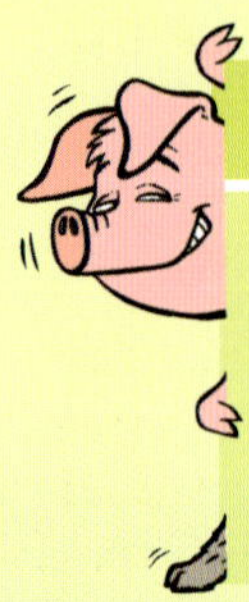

WOCHENPROGRAMM 2

1 x Mountainbike-Tour	2 Stunden oder mehr
2 x Joggen	mindestens 45 Minuten
1 x Schwimmen	45 Minuten oder mehr
1 x Body-Workout	(eventuell im Studio)

WOCHENPROGRAMM 3

3 x Schwimmen	45 Minuten oder mehr
1 x Radfahren	60 Minuten oder mehr
1 x Joggen	etwa 60 Minuten
1 x Body-Workout	(eventuell im Studio)

Adressen und Links, die weiterhelfen

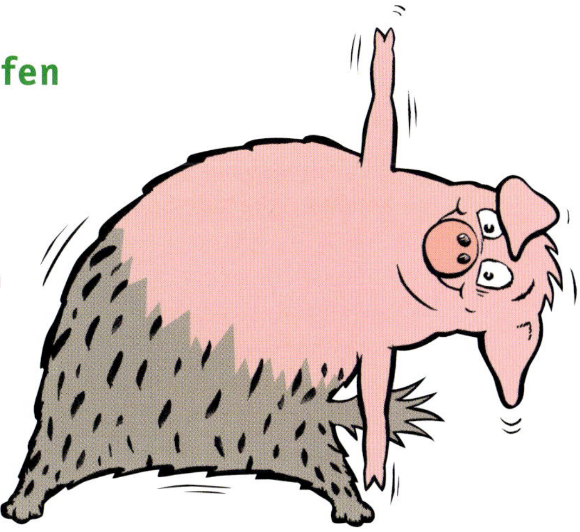

Seminare und Vorträge der Autoren

www.vonmuenchhausen.de

www.spitzbart.com
Auf dieser Website finden Sie unter der Rubrik »Service« den im Buch beschriebenen Test zur Lebenserwartung, der auch von Versicherungsunternehmen genutzt wird.

Links zu Fitness und Gesundheit

www.kiesertraining.com
Das klassische Training gegen Rückenschmerzen.

www.die-praevention.de
Angebot des Bundesministeriums für Gesundheit, mit Kampagnen wie »3.000 Schritte extra«.

Links zu Fitness im Freien

www.4fcircle.de
Die neuen Fit-Parks mit den Standorten in Deutschland.

www.vitaparcours.de
Die Schweizer Trimm-Dich-Pfade heißen Vita-Parcours. Auf dieser Website erfahren Sie, wo diese Parcours zu finden sind.

Laufend fit: Links für Ihr Ausdauertraining

www.laufforum.de
Plattform für alle Fragen rund ums Laufen.

www.walking.de
Tipps rund um Walking und Nordic Walking.

www.rollerbladen.de
Tipps und Informationen für alle, die auf Inlinern fit werden wollen.

www.radsporttraining.de
Alles für Radfahrer – auch Information und Trainingspläne für Einsteiger.

www.reiten.de/wanderreiten/wanderreiten.html
Wanderreiten sowie Adressen deutschlandweit.

Links, die auf Ideen bringen

Sportarten und Möglichkeiten, wieder in Bewegung zu kommen

www.laufforum.de
www.barfusspark.info
Hier finden Sie Barfuß-Parks vor allem in Deutschland, Österreich und der Schweiz. Ein sinnliches Bewegungs-Erlebnis für Ihre Füße, das Sie ausprobieren sollten!

www.golf.de/dgv
www.golf.at
www.asg.ch
Golf ist ein Sport, der gerade für beruflich sehr engagierte Menschen, aber auch für alle »Sport(wieder)einsteiger« interessant ist! Die Golfverbände für Deutschland, Österreich und die Schweiz finden Sie unter den oben genannten Links.

www.ig-klettern.de
Die Seite des Bundesverbandes des IG Klettern mit Tipps zum Klettern und Adressen.

Bücher, die weiterhelfen

Csikszentmihalyi, Mihaly: **Flow – Das Geheimnis des Glücks**; Klett-Cotta, Stuttgart

Fuchs, Helmut/Huber, Andreas: **Das Rubicon-Prinzip. Das Selbstmanagement-Programm für mehr Handlungskompetenz und Entscheidungsstärke**; dtv, München

Häusel, Hans-Georg: **Limbic Success. So beherrschen Sie die unbewussten Regeln des Erfolgs – die besten Strategien für Sieger**; Haufe, Freiburg

Hollmann, Wildor: **Gesund und leistungsfähig bis ins hohe Alter**; Kaufmann Verlag, Lahr

Klein, Stefan: **Die Glücksformel oder wie die guten Gefühle entstehen**; Rowohlt, Reinbek

Kunhardt, Gert und Marlén von: **Keine Zeit und trotzdem fit. Minutentraining für Vielbeschäftigte**; Campus, Frankfurt am Main

Münchhausen, Marco von: **So zähmen Sie Ihren inneren Schweinehund. Vom ärgsten Feind zum besten Freund**; Campus, Frankfurt am Main

Prochaska, James/Norcross, John/DiClemente, Carlo: **Jetzt fange ich neu an**; Droemer Knaur, München

Spitzbart, Michael: **Fit Forever – 3 Säulen für Ihre Leistungsfähigkeit**; WESSP, Nürnberg

Wessinghage, Thomas/Ebmeyer, Gunnar: **Mein Laufbuch für die ersten 10 Kilometer**; Südwest-Verlag, München

Bücher aus dem Gräfe und Unzer Verlag

Gesundheit und Entspannung

Langen, Dietrich: **Autogenes Training**

Mertens, Wilhelm/Oberlack, Helmut: **Qigong (mit CD)**

Seelig, Hans Peter/Meiners, Marion: **Laborwerte klar und verständlich**

Laufen und Nordic Walking

Buchhorn, Dr. Tomas/Winkler, Nina: **300 Fragen zum Laufen**

Buchhorn, Dr. Tomas/Winkler, Nina: **Das große GU Laufbuch**

Schmidt, Mathias/Helmkamp, Andreas/Mack, Norbert/Winski, Norbert: **Nordic Walking**

Yoga und Pilates

Bimbi-Dresp, Michaela: **Das große Pilates-Buch**

Korte, Antje: **Pilates. Das Drei-Stufen-Programm**

Trökes, Anna: **Das große Yoga-Buch**

Waesse, Harry: **Yoga für Anfänger**

Fitness und Figur

Froböse, Ingo: **Das neue Rückentraining**

Münchhausen, Marco von/Despeghel, Michael: **Abnehmen mit dem inneren Schweinehund**

Rüdiger, Margit: **Die BBP-Box**

Winkler, Nina: **Core-Training für Bauch, Beine, Po (mit DVD)**

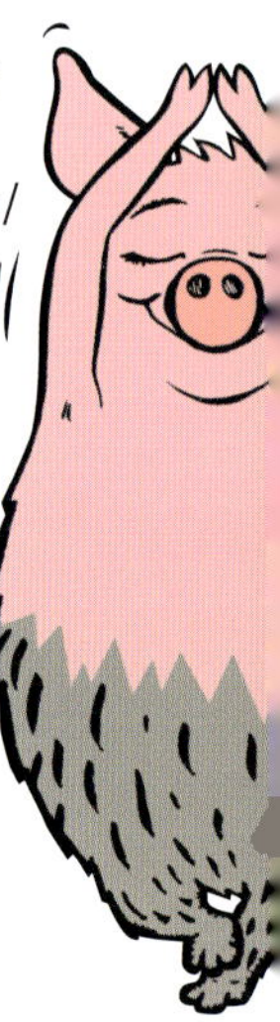

Register

REGISTER

IMPRESSUM

Wichtiger Hinweis

Alle Anregungen, Ideen und Übungen in diesem Buch wurden von den Autoren sorgfältig recherchiert und geprüft. Dennoch sind Sie selbst aufgefordert, in eigener Verantwortung zu entscheiden, ob und inwieweit Sie diese Vorschläge umsetzen können und möchten. Lassen Sie sich in allen Zweifelsfällen zuvor durch einen Arzt oder Therapeuten beraten. Weder Autoren noch Verlag können für eventuelle Nachteile oder Schäden, die aus den im Buch gegebenen praktischen Hinweisen resultieren, eine Haftung übernehmen.

Programmleitung:
Ulrich Ehrlenspiel
Redaktion:
Julia Fuchshuber
Lektorat:
Ina Raki
Satz:
Janette Schroeder
Bildredaktion:
Henrike Schechter
Layout:
independent Medien-Design, Claudia Hautkappe
Illustrationen inklusive Titelillustrationen:
Michael Wirth
Fotoproduktion:
Tom Roch
Styling:
Susa Lichtenstein
Weitere Fotos:
Corbis: S. 40, 68; Getty: S. 6, 85; Jump: S. 96, 113; Leonard Lenz: S. 61; Stockbyte: S. 20; Martin Wagenham: S. 23.

Herstellung:
Markus Plötz
Lithos:
Longo AG, Bozen
Druck & Bindung:
Printer, Trento

Umwelthinweis
Dieses Buch wurde auf chlorfrei gebleichtem Papier gedruckt. Um Rohstoffe zu sparen, haben wir auf Folienverpackung verzichtet.

ISBN 978-3-8338-0768-8

1. Auflage 2007

GRÄFE UND UNZER
100 JAHRE GANSKE VERLAGSGRUPPE

Ein Unternehmen der
GANSKE VERLAGSGRUPPE

DAS ORIGINAL GU MIT GARANTIE

Unsere Garantie

Alle Informationen in diesem Ratgeber sind sorgfältig und gewissenhaft geprüft. Sollte dennoch einmal ein Fehler enthalten sein, schicken Sie uns das Buch mit dem entsprechenden Hinweis an unseren Leserservice zurück. Wir tauschen Ihnen den GU-Ratgeber gegen einen anderen zum gleichen oder ähnlichen Thema um.

Liebe Leserin und lieber Leser,

wir freuen uns, dass Sie sich für ein GU-Buch entschieden haben. Mit Ihrem Kauf setzen Sie auf die Qualität, Kompetenz und Aktualität unserer Ratgeber. Dafür sagen wir Danke! Wir wollen als führender Ratgeberverlag noch besser werden. Daher ist uns Ihre Meinung wichtig. Bitte senden Sie uns Ihre Anregungen, Ihre Kritik oder Ihr Lob zu unseren Büchern. Haben Sie Fragen oder benötigen Sie weiteren Rat zum Thema? Wir freuen uns auf Ihre Nachricht!

Wir sind für Sie da!
Montag – Donnerstag: 8.00 – 18.00 Uhr;
Freitag: 8.00 – 16.00 Uhr
Tel.: 0180 - 5 00 50 54*
Fax: 0180 - 5 01 20 54*
E-Mail:
leserservice@graefe-und-unzer.de

*(0,14 €/Min. aus dem dt. Festnetz/ Mobilfunkpreise können abweichen.)

P.S.: Wollen Sie noch mehr Aktuelles von GU wissen, dann abonnieren Sie doch unseren kostenlosen GU-Online-Newsletter und/oder unsere kostenlosen Kundenmagazine.

GRÄFE UND UNZER VERLAG
Leserservice
Postfach 86 03 13
81630 München